最新版

パーキンソン病の日本一の名診療所

順天堂大学が教えるパーキンソン病の自宅療法

服部信孝 順天堂大学医学部脳神経内科教授
順天堂大学医学部脳神経内科

主婦の友社

目次

第2章 パーキンソン病とはどんな病気なのか？ 35

第3章 新薬が続々登場！ 薬の使い方、効果についてくわしく知る 83

第6章 リハビリテーションの重要性と家庭でできる簡単ケア

第7章 短い時間でも、満足できる診察を受けるコツ 171

はじめに

近年、急増中の病気が「パーキンソン病」です。

現在、私が教授を務めている「順天堂大学医学部脳神経内科」は、ちょうど2018年で50年を迎えました。50年の歴史を持つ日本でも屈指の神経学講座です。とりわけ、パーキンソン病の研究・治療に関しては、積極的に取り組んできた歴史があります。

1948年には、故・楢林博太郎先生が脳の外科手術（定位脳手術）を初めて手がけ、成功させています。その後、世界的な臨床・研究者として知られる水野美邦先生（現在は順天堂大学を退職、名誉教授）が薬物治療を大きく発展させました。まさに、順天堂大学は、日本のパーキンソン病治療において先駆者というべき存在なのです。

順天堂大学の脳神経内科には、パーキンソン病をはじめとする神経難病の入院患者さんが年間1000名、外来に来られる患者さんの数は年間6万2000名を超えます。

先輩先生方の尽力のおかげで、順天堂大学の脳神経内科は日本でも屈指の研究と治療環境が整った医療機関と自負しています。また、世界同時進行で行われている治療では、私どもの脳神経内科が日本のセンター的役割を果たしております。

パーキンソン病をはじめとして、各部門にはその分野の専門家がおります。

もし、この本を手に取られている人で、「パーキンソン病の疑いがある」「初期と診断された」「症状が変動して困っている」などのことがあるなら、診断の確認や治療の有効性を検討させていただきますので、順天堂大学の脳神経内科でセカンドオピニオンを受けてください。

また、順天堂大学脳神経内科では、医師の主導のもと、水素水などさまざまな治験を行っています。これは「薬だけでなく、パーキンソン病の患者さんに少しでも役立つものを見つけたい」という気持ちから行っているものです。

「現在の医学では、完全に治すことはできない」という意味では、確かにパーキンソン病は難しい病気だと思います。

しかし、薬の進歩やさまざまな方法によって、パーキンソン病は15〜20年コントロールすることができる病気となりました。さらに新薬が続々登場するなど、パーキンソン病治療は新たな局面を迎えているといえるでしょう。

どうか、パーキンソン病の患者のみなさん、そのご家族も希望を捨てないでほしいと思います。

この本は、順天堂大学医学部脳神経内科の専門医による最新情報を集めました。薬の使い方、新薬の効果、ＤＢＳという脳の外科手術、家庭でできるリハビリなど、さまざまな情報があります。

この本を手に取られた方が病気と闘う一助となれば、医師として望外の幸せです。

２０１８年12月

順天堂大学医学部脳神経内科教授　**服部信孝**

第1章

パーキンソン病になっても、寿命まで元気に生活できる!

順天堂大学
医学部脳神経内科教授
服部信孝

「パーキンソン病は難病?」「寝たきりになるのでは?」。いいえ、そんなことはありません。なぜなら、パーキンソン病は適切な治療を行うことで、寿命をまっとうできる病気だからです。気落ちしたり、希望を失うことはありません。その理由を説明しましょう

日本人の1000人に1人がパーキンソン病患者

◆高齢化に伴って、パーキンソン病患者は増えている

「日本は世界でも類を見ないほどの超高齢社会」と、よくいわれます。

高齢社会というとき、そこには2つの意味が含まれています。1つは「長生きする人が増えた」ということ。日本人の平均寿命は男性が81・09才、女性が87・26才（2017年厚生労働省調べ）です。これを世界の中で比較すると、男性は3位、女性は2位にランクされます。日本人の平均寿命は今後も引き続き、延びていくと考えられています。

高齢化のもう1つの意味は「長生きする人が増えたこと」で、全人口の中で65才以上の人が占める割合＝「高齢化率」が高くなるということ。ちなみに全人口の中で65才以上の人が7～14％であれば高齢化社会、14～21％であれば高齢社会、21％以上は超高齢

社会というそうです。日本は24・1％（平成24年）だそうですから、超高齢社会に突入しているわけです。

寿命が長くなったことは、喜ばしいことです。

しかし、その一方で、長寿であるがゆえの問題もたくさん生まれてきました。生活習慣病や認知症の患者さんの増加、また私が専門とするパーキンソン病も加齢に伴って増えてくる病気です。

超高齢社会を迎えた日本では、いまや「国民の1000人に1人（※10万人当たり約125人）はパーキンソン病の患者だといわれています。

■主要な傷病の総患者数

胃がん	185000人
大腸がん	261000人
パーキンソン病	163000人
アルツハイマー病	534000人
高血圧性疾患	10108000人
虚血性心疾患	779000人
脳血管疾患	1179000人

※「平成26年厚生労働省調べ」より一部抜粋

◆発症するのは、主に50代～60代という病気

パーキンソン病は海外では男性に多い病気とされていますが、日本では女性にやや多く見られる傾向にあります。したがって、大きな性差はないと判断できます。

主な発症年齢は50代～60代ですが、20代～40代と若い年齢で発症する若年性パーキンソン病もあります。パーキンソン病は難病に指定されていて、いったん発症してしまうと、現代の医学ではその進行を完全に止めたり、病気そのものを治すことはできません。

しかし、悲観しないでください。

パーキンソン病という病気は進行する速度の個人差が大きく、最近ではさまざまな治療法を上手に組み合わせることで、発症後15～20年ぐらいは病気をコントロールして、元気な状態で日常生活を送ることができます。

「パーキンソン病が発症するピークの年代」といわれている60代に病気が見つかったと

しましょう。そこからさまざまな治療を行って、15〜20年元気に過ごせたとすれば、患者さんは80才近く、あるいは80才以上になります。男性であれば平均寿命近くか、あるいは超えてしまいますし、女性でも平均寿命近くまで、病気をコントロールできるというわけです。

そして本書でみなさんに伝えたいのは、まさにこのこと。

「適切な治療を受ければ、寿命まで元気に生活できるのが、パーキンソン病である」

ということなのです。

適切な治療とリハビリ、明るく前向きな気持ちが大事

◆完治は難しいが、「将来寝たきりになる」わけではない

「パーキンソン病は難病に指定されている」「パーキンソン病はいったん発症したら、一生付き合っていかなくてはいけない病気だ」と聞くと、誰でも気持ちが沈んでしまうでしょう。なかには「3〜5年後には病気のステージ（73ページ参照）が1段階進行して、将来は寝たきりになってしまいます」など、患者さんの気持ちを非常に落ち込ませるような説明をする先生もいるようです。

確かに、パーキンソン病になると「完治」することはありません。しかし、さまざまな治療法をうまく組み合わせて、リハビリをきちんと行えば、病気を発症しても元気に暮らせる病気だと私は考えています。パーキンソン病になったから、将来必ず寝たきり

になってしまうわけではないのです。

私はいつも患者さんに、「パーキンソン病になっても、基本的に15年は元気に自分の足で歩くことができますよ」とお話ししています。実際、私の患者さんの中には、15年どころか、25年経った今も元気に歩いている人もいるくらいです。

◇「近くの医師」より「何でも話せる医師」を探したい

パーキンソン病は生涯にわたって上手に付き合っていかなければならない病気です。当然、主治医とのお付き合いも長くなりますから、医師選びはとても重要になります。

患者さんは「通院のしやすさ」を考えて、自宅近くの病院に行きがちです。それで自分と相性のいい医師に巡り合えるのであれば、問題ありません。でも「気になることを質問できない」「説明がわかりにくくて不安である」場合などは、第2の選択、セカンドオピニオンを求めたほうがよいでしょう。

パーキンソン病はゆっくりと進行する病気なので、頻繁に通院する必要がありません。ですから交通の便、通院のしやすさよりも、何でも話せて、ストレスなく付き合える医師を選んでほしいと思います。

◆積極的に外に出て体を動かし、脳にも刺激を与えよう

患者さん自身が積極的に生活を楽しむことも、病気の進行を抑えるのに役立ちます。

60才でパーキンソン病と診断された、ある患者さんがこんなふうに言いました。

「先生、私は今まで家族のためにずっとがんばってきた。一生懸命働いてきて無事、定年を迎え、これからは自分の趣味や旅行を楽しもうと思っていたのに、こんな病気になっちゃって、もう、どうすればいいのかわからない」

私はこう答えました。

「大丈夫。あなたは75才まではまず元気、ちょっとがんばれば80才まではふつうに生活

できます。海外旅行でも趣味でも、やりたいことは存分に楽しめるので安心してください」と。

「パーキンソン病になると体が動かなくなって、やがて頭もボケて認知症になるのだろう」

と心配する人もいるでしょう。

確かに認知症を発症する人もいます。でもパーキンソン病の患者さんのすべてが絶対に認知症になるというわけではありません。運動を定期的にしたら、認知症は予防できる可能性もあるのです。

大事なのは「パーキンソン病という難病になってしまった」とクヨクヨと思い悩み、家に閉じこもらないこと。外に出て、いろいろなものを見て、感じることが、脳へのよい刺激にもなり、それが病気の進行を抑えたり、症状の改善にもつながるのです。

なぜ、私はパーキンソン病の専門医になったのか

◇「患者を診る」「患者の心を診る」「患者の家族を診る」をモットーに

パーキンソン病の治療の大きな柱になるのが、レボドパ製剤（L-ドーパ製剤。84ページ参照）を使った薬物治療です。薬物治療については第2～第3章でくわしく説明しますが、その患者さんの年齢、ライフスタイル、投薬期間などによって適切な薬の量は異なります。そのため、パーキンソン病の患者さんに対する投薬は一人ひとりの病歴や状態を細かく考えて決めなければならず、非常に微妙なさじ加減を必要とします。

私がそのやり方を体得したのは、一時期、研究が主体の時期があり、その後に臨床医として多くの患者さんを診る機会に恵まれたからでしょう。また生来の「人と接するのが好き」という性格も大きく影響していると思います。

少し話が横道にそれますが、私とパーキンソン病との出合いについてお話ししましょう。

私が医師を目指したのは、「人と接する職業に就きたい」という思い、そして高校生のときに見た映画『赤ひげ』の影響がありました。『赤ひげ』は黒沢明監督の代表作の一つですから、見たことのある人も多いでしょう。私はこの映画の主人公の「患者を診る」「患者の心を診る」「患者の家族を診る」という生き方に大きな感銘を受けたのです。今もこの３つは私が脳神経内科医として患者さんと接するとき、最も大切にしている姿勢でもあります。

「家が病院だから」「親が医者だから」という理由で医師を目指す人も少なくありませんが、わが家は医者の家系ではありません。父は自分で会社を興し、一代で優良企業に育て上げた実業家です。非常にリーダーシップがあり、人間的な魅力にあふれた父を私は尊敬していますが、家業を継ごうとは思いませんでした。父は長男の私が家業を継ぐことを期待していたでしょう。しかし私が「医師になりたい」と言ったとき、父は一言も反対しませんでした。

◇父の言葉に背中を押されて、順天堂大学医学部へ

私は長野県出身です。長野というのは非常に国公立志向が強い土地柄です。当然、私も国立大学の医学部が第一志望でした。しかし受験に失敗、合格したのは私立の順天堂大学医学部でした。このとき私は順天堂大学医学部に進学するか、それとも国立大学医学部に再度挑戦するか迷ったのです。

そんなとき、父はこう言いました。

「おまえはなぜ医者になりたいのだ? 患者さんを助けるために医者になりたいと思うのであれば、どの大学の医学部に進学するかよりも、おまえが一日でも早く医者になることが大事なんじゃないか」

父のこの言葉に背中を押されて、私は第一志望ではなかった順天堂大学医学部に進学したのです。そして順天堂大学医学部に進学したことが、その後の私の医師としての道を決めたわけですから、まさしく「人間万事塞翁が馬」と感じています。入学してから初めて、「順天堂大学医学部は、屈指の歴史を誇る名門大学だ」と知ったのです。

医学部での6年間の学生生活もそろそろ修了という時期になると、医師の卵は専門分野を選ばなければなりません。

「さて、何科の医師になろうか？」と考えたとき、私の頭の中には脳神経内科、循環器科、血液内科の3つがありました。そして結局、脳神経内科を選んだわけです。その理由はとても単純で、「順天堂大学医学部歴代卒業生のトップクラスの人たちが脳神経内科に集まっていたから」です。当時の私は「優秀な先輩方がたくさんいる中に入れば、自分もレベルアップできるのではないか」と思ったのです。今から振り返ると、この選択も大正解だったと思います。

◆患者さんたちから学ぶことがたくさんある

その後、紆余曲折があって、私は研究生活に入り、初めは末梢神経の研究をしていました。当時、順天堂大学医学部の脳神経内科の教授はパーキンソン病の研究と治療の第一人者として、世界的に有名な水野美邦先生でした。その水野先生から「パーキンソン病の研究をしなさい」という命令をいただき、方向転換。

名古屋大学医学部で小澤高将教授の主宰する生化学研究室に国内留学の機会を得て、非常に厳しい環境で研究を重ねました。しかし、この3～4年は私にとって「冬の時代」。研究の成果も出ないし、論文も発表できませんでした。しかし、後で振り返ると、この時期の研究、また同じ研究室に来て勉強していた各国の留学生との交流など、すべてが後に活きてくることになります。人生に無駄な経験は一つもないと痛感しています。

もちろん、当時はそんな気持ちにはなれませんでした。そのころの私の中には「こんな研究もしたい、あれも研究したい」という思いがたくさんありました。でも、それがうまくまとまらない、形にならないのです。結局、そのときは降参状態で、東京に戻ってきたのです。

順天堂大学医学部の大学院に戻ってきてからも、研究は続けました。同時に、たくさんの患者さんたちを診るようにもなりました。すると患者さんたちから教えられることがたくさんあったのです。

症状の出方、薬の効き方など、生きた情報はすべて患者さんが持っていて、「なるほど」と思わされることも、しばしば。患者さんたちと接する中で、「もっと一生懸命、患者さんを診なくては」という気持ちが芽生え、私はどんどん担当の患者さんを増やしました。

すると不思議なもので、研究もどんどん進んで有名な科学雑誌『ネイチャー』をはじめ、何本もの論文がトップジャーナルに掲載されるようになりました。

「研究も、臨床も」という私のスタイルは、このように自然な流れの中で出来上がりました。ふつうは「教授」なんていう肩書きがつくと、受け持つ患者さんの数を減らすものです。しかし私は逆に、患者さんの数を年々増やしました。それは患者さんから学ぶことが非常に多いからです。15年ぐらい前からは、年に1度、『東京都パーキンソン病友の会』の旅行にも参加しています。

◆患者さんと24時間一緒に過ごせる『友の会』の旅行

『東京都パーキンソン病友の会』の旅行は、毎年、秋ごろに1泊2日で行われます。これは私にとって欠かせない大事な行事なので、毎年参加させてもらっています。患者さんと24時間一緒に過ごすのは、医師にとって非常に有益で勉強になります。一度参加したらやみつき（言葉は適切ではないかもしれませんが）になってしまい、徐々に仲間の医師を誘ったり、若手の神経内科の医師を連れていって講演させたり、患者さんやそのご家族からの悩みを聞く相談会を開いたり、患者さんに1日完全に寄り添った時を過ごせます。

患者さんと一緒にダンスを踊ったり、卓球をしたり、さまざまなイベントも楽しみます。私は中学生のときに卓球をしていたので、実はなかなかの腕前で友の会の旅行で開かれた卓球大会で優勝したこともあります。「患者さんに勝たせないといけないのでは？」と言う人もいますが、スポーツは真剣にやるからおもしろいんです。こんなふうに医師と患者が真剣に遊んだり、本音で向き合えたりするのも、旅行という非日常的な時間を共有できるおかげです。

ふだんの診察の場で患者さんと向き合えるのは、せいぜい5分、10分という短い時間です。しかし旅行となれば24時間患者さんの状態を確認できます。「薬の効果が切れてオフになると、この患者さんはこんなふうになるんだ」と新しい発見もありますし、「なるほど、ご家族が訴えていたのはこういうことだったのか」と納得することもあります。

こんな出来事もありました。

ご夫婦で旅行に参加されたAさんは奥様がパーキンソン病でした。病気がかなり進行している奥様は歩くことができず、いつも車椅子を利用しています。『東京都パーキンソン病友の会』の旅行にも、奥様は車椅子で参加していたのですが、「ちょっと歩く練習をしてみよう」ということになりました。

Aさんは奥様の横に付き添って、「さあ、足を出して」など一生懸命、奥様に声をかけます。でも、やはり足が前に出ません。すくみ足です。それで私がAさんの奥様の手を持って介助して、「ちょっと立ってみましょうか」「歩いてみましょう。足を10センチ前に出すつもりで」と声をかけたら、歩けたのです。

その光景を見ていた他のパーキンソン病の患者さんやご家族は、「服部マジックだ！」と驚いていました。でも声のトーンやちょっとした言葉かけの工夫で、患者さんの症状は改善するのです。「妻は歩けないものだ」と思い込んでいたAさんにとっても、この出来事はうれしいハプニングだったでしょう。そして「やり方次第では、妻も歩ける」

と思うことで、これからの生活に希望が持てたのではないかと思います。

普段の診療とは別に、このようにボランティアでたくさんの患者さんたちと向き合う時間を持てるようになったことは、私にとっても非常に大きな意味があります。パーキンソン病と出合い、たくさんのパーキンソン病の患者さん、そのご家族と触れ合うことで、ようやく私が目指していた医師の姿に近づくことができたのかなと感じています。

◆患者さんに希望を与えるのも医師の大事な仕事

私は、他の医師を批判するつもりはありません。でも医師の中には、無神経な言葉で患者さんを傷つけたり、落ち込ませる人がいるのも事実です。

たとえばパーキンソン病は時間とともに、ゆっくりと進行していく病気です。治療はその進行を少しでも遅らせるために行うので、患者さんご本人は自分の病気が進んでいるのかどうか、今の自分の状態がどうであるのかを非常に気にするものです。

ですから医師や周囲の家族に、頻繁に自分の症状について尋ねる傾向があります。それは、「ちょっとした変化も病気の進行を意味しているのではないか」という不安が患者さんの中にあるからなのです。

「先生、何だかちょっと前よりも調子がよくないんだよね。病気が進んでいるのかなあ」

そんなふうに患者さんに聞かれたら、私はたいていこう答えます。

「いや、全然進行なんかしてないよ」

「進行している」

と言った時点で、患者さんは落ち込んで、心理的なものが原因となって病気が進行するかもしれないのです。パーキンソン病はそういう病気なのです。

「進行していない」と言われることで、患者さんは安心し、治療をがんばろうと前向きな気持ちになり、それがいい循環を生み出していきます。患者さんに希望を与えるのも、医師の大切な仕事の一つです。

◇パーキンソン病になっても、たった1回の人生を生きている

よく考えてください。誰だって1年という時間が経てば、1才年をとるわけですし、年をとった分、体力や記憶力などは落ちていくものです。それはパーキンソン病の患者さんであろうとなかろうと、一緒です。

79才だった患者さんが80才になって、「先生、前よりも○○するのがつらくなってきた」と言ったら、「それは病気のせいではなく、年のせいだから仕方ないよ。こうやって病院に通えるんだから、病気が進行しているわけじゃない。大丈夫だよ」と私は言います。

パーキンソン病の患者さんを持つご家族も、どうぞ同じようにしてあげてください。患者さんご本人が「どこそこが悪くなってきた気がする」「病気が進んで、調子が悪い」などと言い出したら、「あら、私には全然そんなふうに見えない」「ちっとも前と変わっ

てないわよ」と明るく答えてほしいのです。そんな一言で患者さんの気持ちはグッと変わり、安心するものです。

24時間、1年365日、患者さんと過ごすご家族の苦労は大変なものです。並大抵の苦労ではないと思います。最初の1年、2年はやさしく対応できても、3年、4年と経つうちに、「もうめんどうくさい」「うるさい」と思う瞬間もあるでしょう。

でも人生というのは、誰にとっても、たった1回しかないものです。

たとえ病気になっても、パーキンソン病になって体の動きが悪くなったとしても、その人は今この瞬間もたった1回の大事な人生を生きているのです。

それならば、患者さん自身がそのたった1回の人生を十分楽しめるようにしてあげたい。私はそんなふうに思うのです。

◆病気を受け入れ、医師と二人三脚で病気と付き合おう

パーキンソン病になる人はまじめな人、こだわりが強い人が多いものです。もちろん100%そうだといっているわけではなく、そうした傾向が見られるという意味です。たとえば診療の予約をしたら、きちんと遅れないようにやってくるし、「こういうことに気をつけて」とお話しすると、丁寧にメモを取る人もいます。勉強会なども、パーキンソン病の患者さんを対象にしたものは非常に出席率がいいのです。

パーキンソン病の患者さんは「まじめで、こだわりがある人」が多いので、人生で成功している人も少なくありません。実際、私の患者さんには経営者や大学教授、大企業のトップクラスの役職についている人も少なくありません。

というようなことは、患者さんやそのご家族を対象とした勉強会や講演会などでもよくお話しします。素直に「なるほど」と思って聞いてくださる人もいますが、なかには自分の病気を受け入れられなくて、文句を言ってくる患者さんもいます。

でもパーキンソン病という病気になってしまったら、まずその状態を受け入れなくてはいけません。病気であるという事実から目をそむけたり、否定しても病気が治るわけではありません。だとしたら、患者さんご本人やそのご家族ができることは、病気であることを認め、その病気をコントロールするためにできることをがんばるしかないわけです。

残念ながら、私たち医師が力を尽くしても、今はまだパーキンソン病を完全に治すことはできません。しかし患者さんと二人三脚で病気と向き合い、コントロールするお手伝いはできるのです。

どうか患者のみなさん、そしてご家族のみなさん、パーキンソン病であることを悲観しないでください。

パーキンソン病が原因で、大切な命を失うことはありません。治療をうまく組み合わせれば、寿命まで元気に生活できる、そう思って一緒に前向きに病気と付き合っていきましょう。

第2章

パーキンソン病とはどんな病気なのか？

順天堂大学
医学部脳神経内科教授
服部信孝

パーキンソン病は、何が原因で起こるのでしょうか。また、病気になると、どんな症状が起こってくるのでしょうか。パーキンソン病の典型的な症状の他、それ以外に起こってくる症状、遺伝の可能性や認知症になる可能性についても解説します

パーキンソン病は、何が原因で起こるのか？

◇脳の神経伝達物質が減ることが原因

では、第2章では、パーキンソン病とはどんな病気なのかをご説明しましょう。

パーキンソン病という病名は、1817年、イギリスのジェームズ・パーキンソン医師が振戦麻痺（しんせんまひ）に関する論文を出したことに由来します。パーキンソン病の症状に関しては、さかのぼること1500年代に、レオナルド・ダ・ヴィンチによって記載されています。

パーキンソン病は脳の神経伝達物質であるドパミン（ドーパミンともいう）が減ることで発症します。

ドパミンは体をスムーズに動かすため、脳からの指令を筋肉に伝える物質。脳の中の黒質という組織でつくられます。老化や酸化ストレスなどによって、この黒質の神経細胞がこわれることで、このドパミンの量が減ってしまうのがパーキンソン病という病気です。パーキンソン病になると、さまざまな運動障害が現れてきます。

加齢とともに、体の各器官の働きは衰えていくものです。脳の神経細胞も同じで、年を重ねると自然に減っていくのがふつうですが、パーキンソン病になると黒質の細胞がより早く減ってしまいます。なぜ、「より早く減るのか」については、さまざまな説があります。

有力なのは「ミトコンドリアの機能が障害されるから」という説です。ミトコンドリアは細胞が生きていくためのエネルギーをつくったり、酵素の代謝をコントロールしたりする役割があります。「酸化ストレス」を受けてこのミトコンドリアの働きが障害されて、それが神経細胞の死を引き起こすのではないか、と考えられているのです。

◆老化や病気の原因となる活性酸素が脳の細胞もこわす

「酸化ストレス」という言葉は最近よく使われるので、耳にしたことのある人も多いでしょう。

「酸化ストレス＝酸化によって起こる体に害のある働き」をいいます。

酸化というのは、簡単にいうと分子に酸素が結びつくこと。たとえばクギなどの金属がサビたり、油が古くなると茶色くなったり、りんごを切ったまま放置すると切り口が変色したり、火が燃えたり。これらはすべて酸化という反応の結果です。

私たちは呼吸で酸素を体内に取り入れて、食事でとった栄養素を燃やしてエネルギーをつくります。これを「代謝」といいます。

しかし、体内に入った酸素はこの代謝の過程でとても不安定な状態になるので、近くにあるものと結びつこうとします。このときの酸素の力はとても強く、これを「活性酸素」といいます。

人間は1日500ℓ以上の酸素を体内に取り込み、そのうちの約２％が活性酸素に変わるといわれています。活性酸素は強い攻撃力を持っているので、ウイルスや細菌を退治してくれます。しかし、必要以上に増えてしまうと、健康な細胞にまで害を与え、老化や病気を引き起こすのです。

話が少し遠回りしましたが、パーキンソン病の発症にも、「やはりこの活性酸素が関係あり」のようです。過剰になってしまった活性酸素が黒質の細胞をこわすのではないか、と推測されています。

またその発症には、薬剤や化学物質の影響があるのではないか、乳製品のとりすぎや肥満も影響するのではないか、ともいわれています。

通常、喫煙や飲酒は生活習慣病を起こす危険性を高めます。

しかしパーキンソン病の研究では、「喫煙や飲酒の習慣がある人のほうが発症が少ない」というデータがあります。しかし喫煙や飲酒には別の害があるので、このようなデータがあるからといって、「パーキンソン病予防のため、喫煙や飲酒をしよう」という結論には結びつきません。また、カフェインが発症を抑制するというデータもあり、一日3杯以上のコーヒー摂取は、パーキンソン病を予防するかもしれません。

◆パーキンソン病になると、4つの典型的な運動障害が見られる

パーキンソン病の主な症状は、動きの障害です。次にあげる4つの典型的な運動障害が見られます。

①静止時の振戦（ふるえ）

振戦というのは、ふるえること。パーキンソン病のふるえは何もしないでじっとしている「静止時」に現れます。自分でふるえを意識したり、体を動かしたりすると、ふる

えが軽くなったり、止まったりすることが多いでしょう。静止時の振戦はパーキンソン病患者の7～8割に現れます。

ふるえそのものが、体に悪影響を与えることはありません。また、ふるえが出る病気は他にもたくさんあるので、ふるえがあるだけでパーキンソン病と診断することはできません。

②筋強剛

筋強剛とは、筋肉がかたくなってこわばる症状のことです。パーキンソン病のわりと早い時期から現れる症状です。筋肉がかたくなると動きにくくなるので、人によっては肩の痛みや腰痛などを訴えることもあります。

また、本人は気づいていないけれども、顔の筋肉がこわばるので周囲から「無愛想になった」と言われる人もいるようです。

筋強剛はパーキンソン病患者のほとんどの人に現れますが、他の症状が出てくる前だと、肩こりや腰痛、あるいは関節リウマチなどと勘違いしてしまう人もいます。

③寡動・無動

動きがゆっくりになること、動き始めるまでに時間がかかるのが寡動、そして動きがなくなるのが無動です。

このパーキンソン病の寡動・無動の症状として、よく知られているのが「すくみ足」です。すくみ足はパーキンソン病患者のすべてに現れるわけではなく、また発症からある程度の時間が経ったときに見られます。すくみ足がよく見られるのは、「歩き始め」「方向転換をするとき」「狭いところを歩くとき」など。

その他、たとえばボタンかけがしにくい、着替えに時間がかかる、箸がうまく使えないなども、寡動・無動の症状です。

④姿勢反射障害

体のバランスがうまくとれないのが姿勢反射障害です。初期にはあまり見られず、病気が進行すると現れてきます。体のバランスがうまくとれないので、転びやすくなります。とくに方向転換をするときに、ふらつくことが多いでしょう。

この4つの症状のうち、寡動・無動症状が基本であり、静止時の振戦か筋強剛のうち少なくとも1つを認める時、パーキンソニズム（74ページ参照）が存在すると判断します。

姿勢反射障害はパーキンソン病では進行期にならないと出現しない症状です。

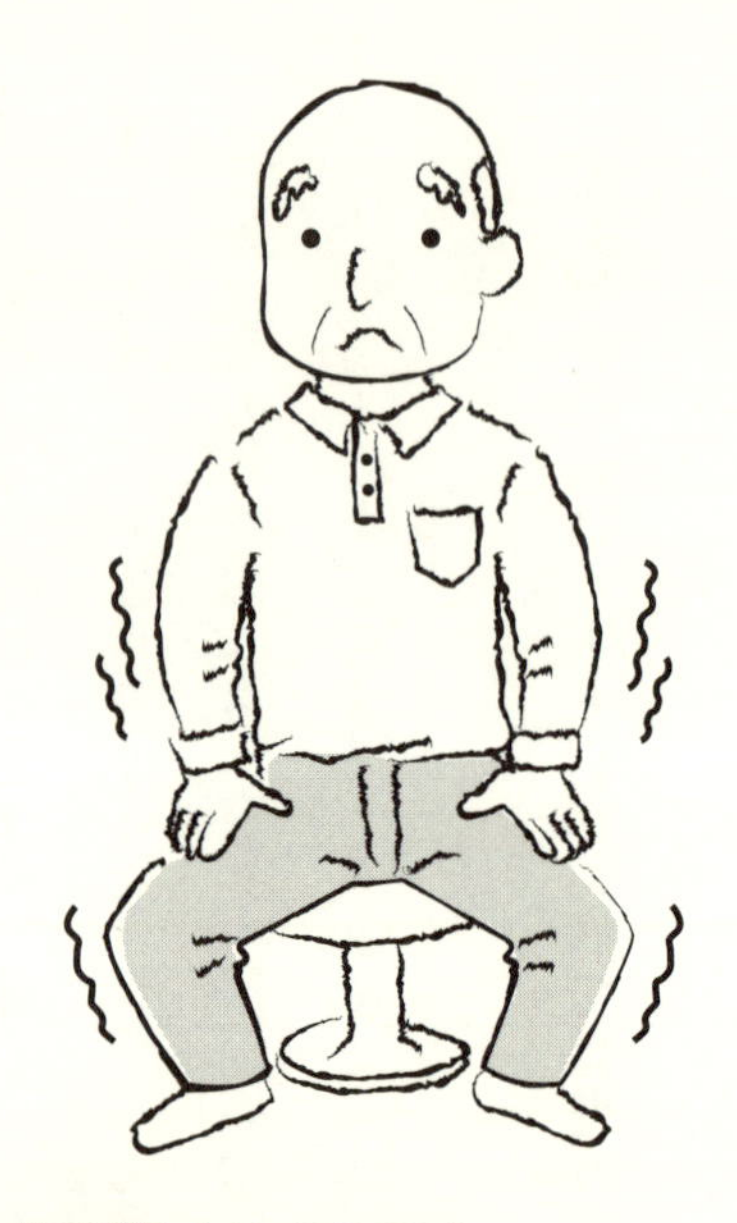

1

静止時の振戦（ふるえ）

- 何もしないでじっとしているとき、力を抜いているときにふるえる
- 片方の手や足のふるえから始まることが多い
- 睡眠中はふるえがおさまる。目が覚めるとまたふるえが始まる
- 1秒間に5回ぐらいのふるえがある
- 進行するにつれて、ふるえる範囲が広がり、ふるえる時間が長くなる
- 人によって、緊張するとふるえが強くなることもある

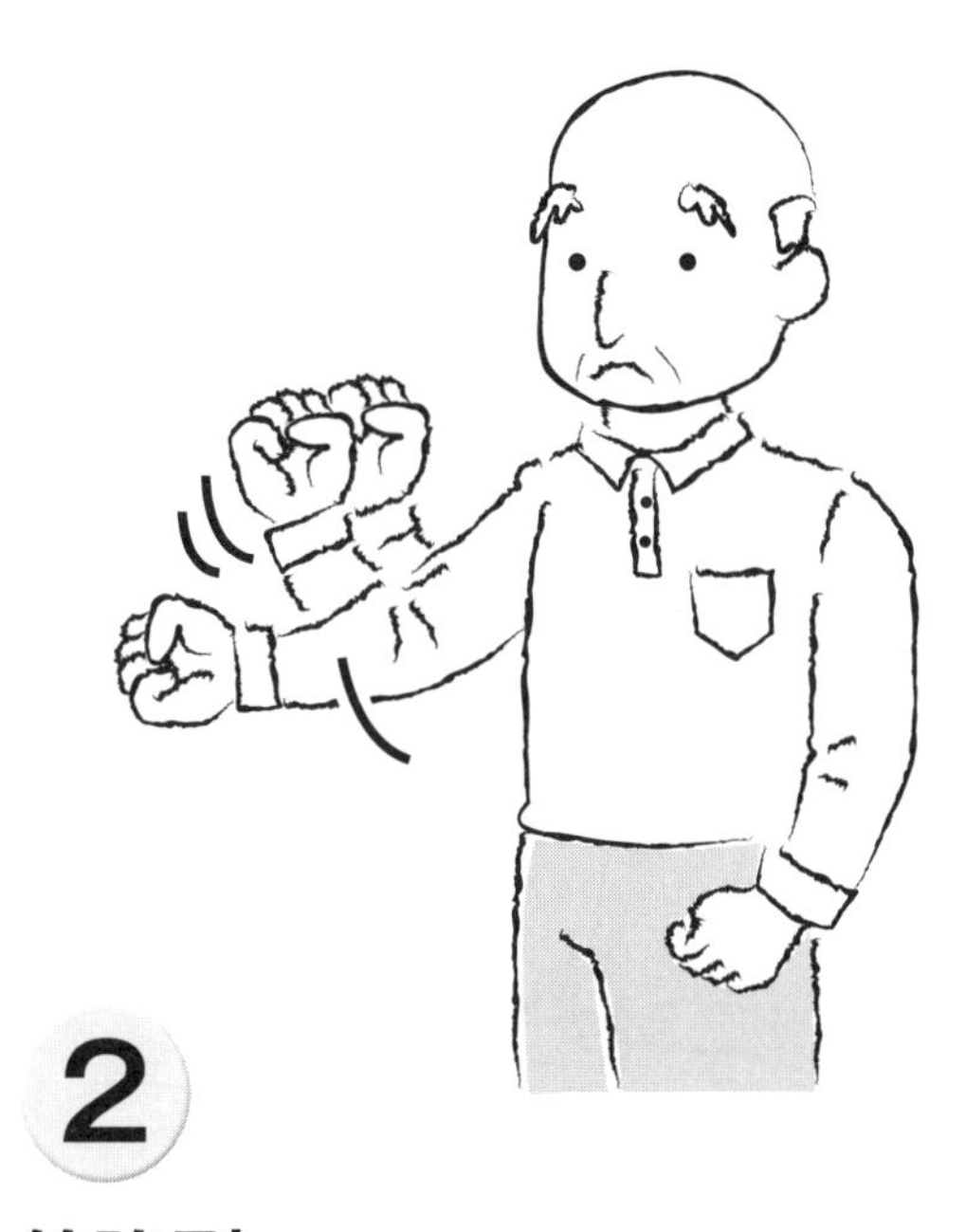

2

筋強剛

- 肩や膝、指などの筋肉がかたくなり、スムーズに動かしにくい
- 痛みを伴うこともある
- 顔の筋肉がこわばるので、無表情に感じられる

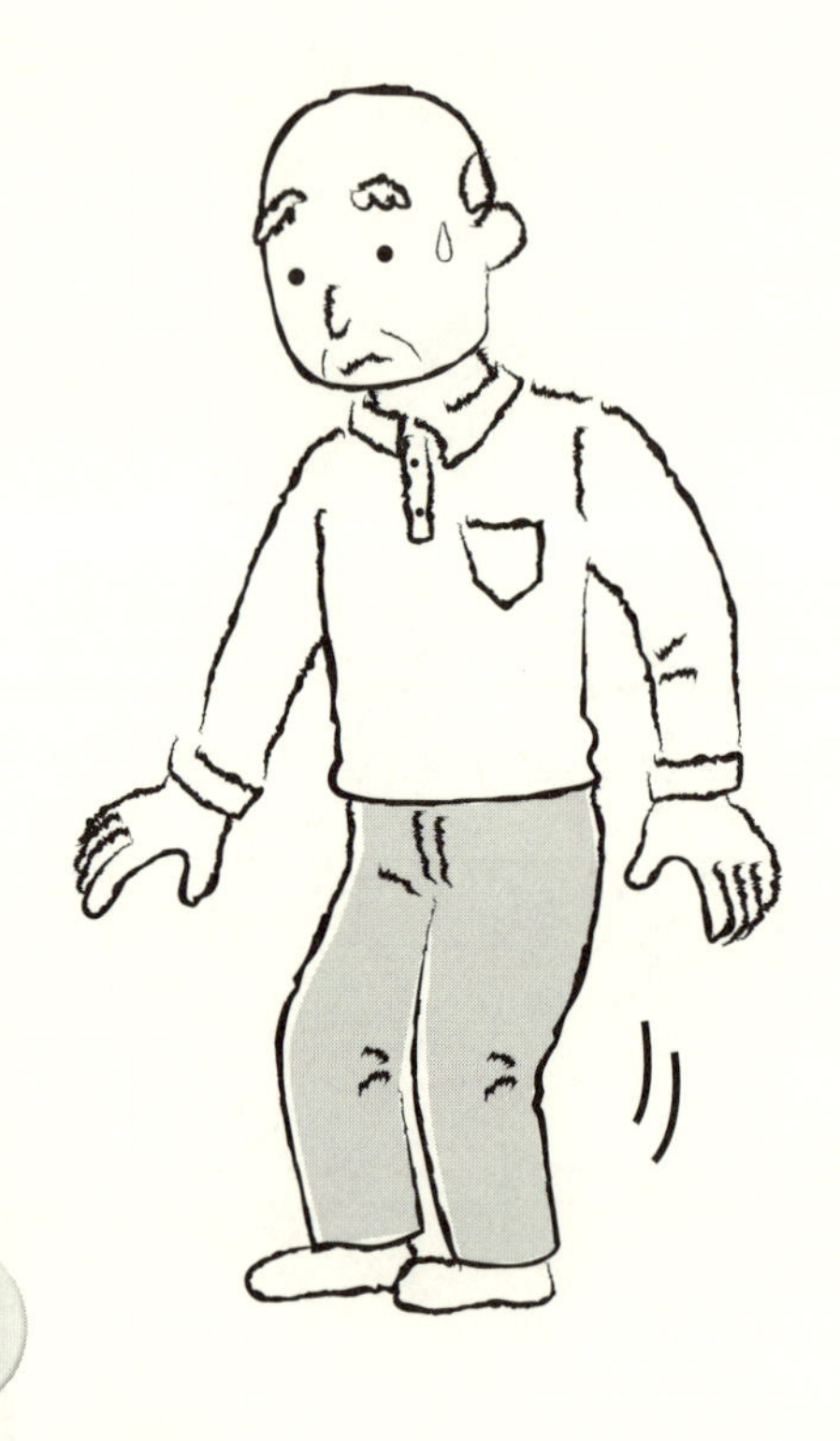

3

寡動・無動

- 動作が素早くできない
- 歩くときに足が出にくくなる（すくみ足）
- 話し方に抑揚がなくなり、声が小さくなる
- 文字を書いていると、字が小さくなる

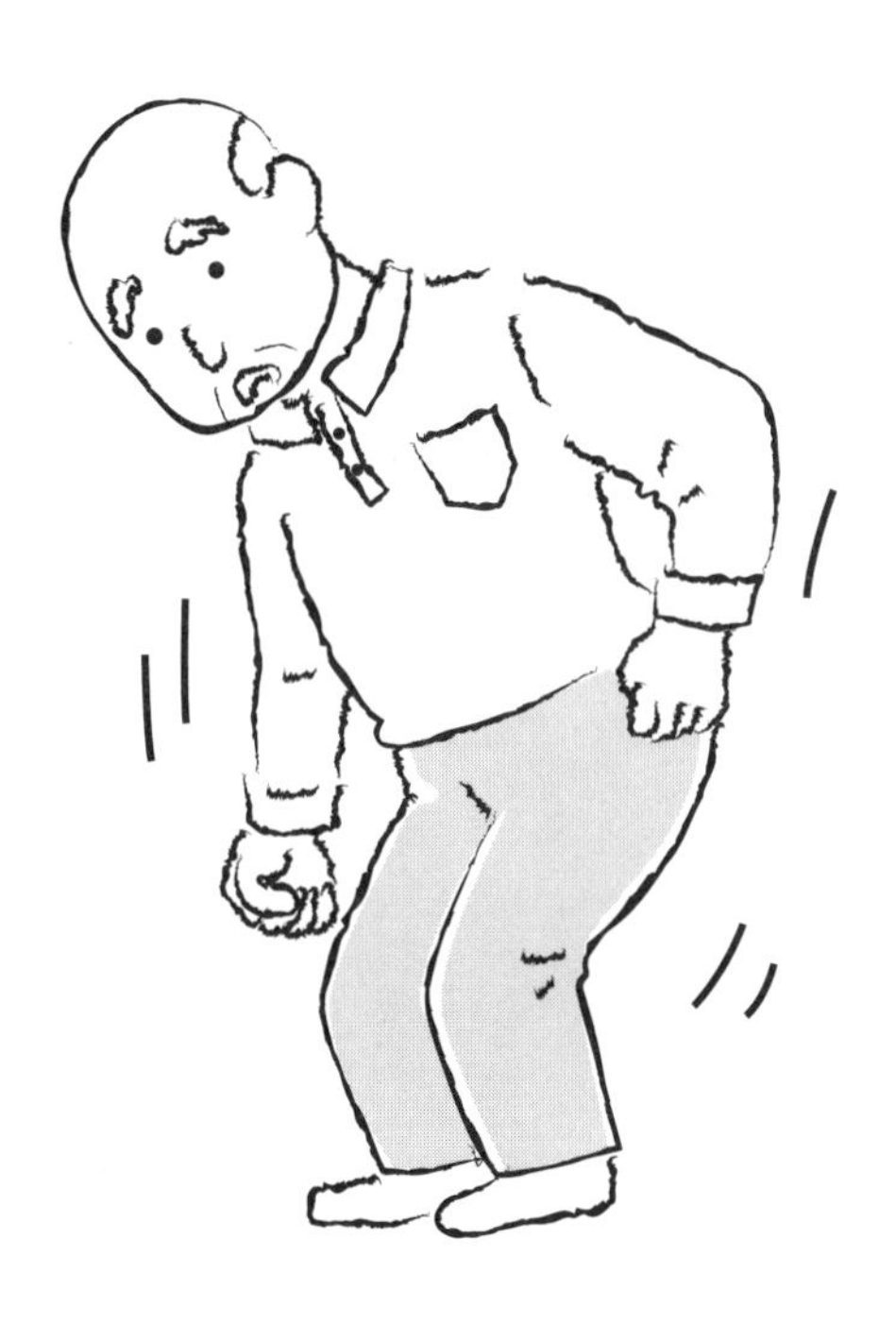

4

姿勢反射障害

- 体のバランスがとれにくくなって、転びやすくなる
- 歩き出すと止まったり、方向転換をするのが難しい
- 症状が進むと体が斜めに傾くこともある

◆「すくみ足」とは、ピタッと歩けなくなる状態のこと

すくみ足とは、歩き始めや歩いているときに、足の裏がまるで地面や床面にくっついてしまったかのように、ピタッと歩けなくなる状態をいいます。

パーキンソン病だけに見られる症状ではなく、進行性核上性麻痺、正常圧水頭症、血管障害性パーキンソン症候群などでも現れます。

すくみ足が出やすいのは、歩き始め、狭いところを歩くとき、方向転換をするときなど。

「信号が変わらないうちに横断歩道を渡らなければいけない」

「閉まりかけたエレベーターに乗ろうとするとき」

など、時間的な制約がある場合もすくみ足が出やすいでしょう。

しかし家ではすくみ足で歩けないのに、診察室では上手に歩けるという患者さんもよ

くいます。これは適度な緊張感があり、「歩いてみてください」と医師に言われて歩行に集中することがよい結果につながっているのだと思います。

すくみ足は床にテープを貼るなど目に入る合図を与える、「さあ、歩きましょう」などと言って、他の人が声をかけたり、リズムをとるなど聴覚に合図を与えることで改善させることができます。

また、パーキンソン病が進むと、「加速歩行」といって、だんだん歩行のリズムが速くなってしまう症状も現れます。これらの症状は薬を使うことで、改善できます。

「動きの悪さ」以外にも、さまざまな症状が起こる

◇パーキンソン病で現れる運動障害以外の症状

パーキンソン病になったからといって、３つの症状すべてが初期に現れるわけではありません。

臨床的には寡動・無動が基本に、振戦か筋強剛のうち少なくとも１つ以上がある場合は、パーキンソン病が疑われます。またパーキンソニズムが現れる別の病気もあります。

パーキンソン病とよく似た症状が現れる病気をまとめて、「パーキンソン症候群」と呼びます。パーキンソン病とパーキンソン症候群とは治療方針が異なります。まず、専門医による正しい診断を受けることが大事です。

パーキンソン病になると、動きの悪さといった運動障害の他にも、次のようなさまざ

まな症状が現れます。

●精神症状

「小さな虫などが見える」「誰か人がいるような気配を感じる」という幻覚は、薬剤の投与に伴って現れることが多いでしょう。

また、認知障害はパーキンソン病患者の約40％に見られるというデータがあります。

その他、うつのような状態になる抑うつなどの症状も出たりします。

また、最近ではドパミンアゴニスト（ドパミン受容体作動薬。88ページ参照）を多くとりすぎることで、やたらとギャンブルを行うといった病的賭博、性欲がやたらと増す性的欲求の亢進、過食などの問題行動を起こすことも指摘されています。これらは衝動抑制障害と呼びます。

●嗅覚障害

嗅覚に関連する脳の部位が、パーキンソン病によって冒されることで症状が現れるといわれています。

パーキンソン病の患者さんの7割ぐらいに嗅覚の低下が見られるといわれていますが、患者さん本人は気づいていないこともしばしば。嗅覚障害は比較的早い段階から見られ、運動症状が軽いか、重症かといった程度とは関連しません。ただし認知症との関連が指摘されています。

●睡眠障害

なかなか眠れない、眠っても途中で目がさめてしまう不眠。逆に昼間でも眠くて眠ってしまう過眠と、両方の睡眠障害が見られます。

眠りには脳が眠っている状態のノンレム睡眠、体は深く眠っているのに脳は眠っていないレム睡眠があります。ふつうは体があまり動かない、このレム睡眠期に夢を見て暴れることもあります（レム睡眠行動異常症）。

●便秘や頻尿、立ちくらみなど

パーキンソン病になると、自律神経の働きも低下します。そのため消化管の動きが鈍くなり、便秘を訴える人も少なくありません。またパーキンソン病になって運動量が減ること、服用する薬の影響も便秘の原因になるでしょう。

同様に自律神経機能の低下によって頻尿、めまいや立ちくらみ（起立性低血圧）を訴える人もいます。また、手足の冷え、足のむくみ、よだれなどの症状を訴える人もいます。

遺伝する？　認知症になる可能性はどの程度か

◆遺伝子の影響はあり。でも発症率などはわかっていない

糖尿病や高血圧、がんなどのように、病気によっては、「なりやすい家系」がある場合もあります。パーキンソン病はどうでしょうか。

少し前までは「20代～40代という年齢で発症する若年性のパーキンソン病はほとんどが遺伝性である」と考えられていました。

しかし、さまざまな研究により、若年性パーキンソン病だけでなく50代以降で発症する場合も、遺伝的なものが関係していると考えられるようになってきました。

パーキンソン病の約10％が、遺伝によって起こる「家族性パーキンソン病」の人だと推定されています。いっぽう、散発的に発生するタイプの多くは、「遺伝的な素因があ

るから、必ず発症する」のではなく、そこに複数の環境的な因子が関わって発症するのではないかと考えられています。

「パーキンソン病は遺伝する」と言われると、「親がパーキンソン病であれば、自分もなるのだろうか」、あるいは「自分の親がパーキンソン病だから、自分がこれから産む子もパーキンソン病になるのだろうか」と気にする人もいるでしょう。

確かに、家族や親族でパーキンソン病を発症している人がいれば、血縁者に全くパーキンソン病患者がいない人よりも、発症率は高いといえるでしょう。

しかし、「どれぐらいの親族まで影響があるのか」「どれぐらいの確率で発症するのか」など、はっきりとしたことは何もわかっていないのです。

もし、病気が遺伝したとしても、発症するのは祖父母や親が発症した年齢とほぼ同年代で発症すると考えられます。ですから子どもや孫への遺伝を心配するよりも、目の前にある病気とどう向き合い、進行を遅くするために何ができるのかを考えることが大事でしょう。

◆「早期発見できる」という利点のほうを見るべき

パーキンソン病の治療の流れですが、これまでは生活に支障が出てから薬を使う「ウエイト&ウォッチ」という考え方でした。

現在では、「早期から治療を行う」という流れに変わりつつあります。つまり、治療を遅らせることに意味はないということです。

ということは、たとえば自分の親がパーキンソン病である人は、「遺伝するかも」と自分の状態を常に注意深く見ることで、早期発見することができる、早期に治療を始められるので病気の進行をゆるやかにできる、ともいえるのです。

どんな物事にも、良い面と悪い面とがあります。

「親がパーキンソン病だから、自分もいつかはパーキンソン病になるんだ」

と悲観するよりも、

「親のパーキンソン病を見ているから、何かあったら早く気づける」

と前向きに受け止めたほうが、精神的なストレスも少ないのではないでしょうか。

前向きで明るい気持ちで生活することが、パーキンソン病の進行を遅らせるコツです。たとえ、遺伝的な素因があったとしても、常に前向き思考を心がけていれば、病気の発症だって防げるかもしれません。ぜひ、そう考えてください。

◆認知症が心配ならば、運動を習慣づけたい

パーキンソン病の患者さんは高齢者が多いので、認知症を伴うこともあります。

どれぐらいの頻度で認知症になるのかは報告によって異なりますが、24〜31%ぐらいではないかといわれています。

また、「年間でパーキンソン病患者の約10%が認知症を発症する」という報告があり、

平均するとパーキンソン病患者が認知症になるまでに10年ぐらいかかると推測されます。

ここまでの文章を読んで、「ああ、やっぱり認知症になるんだ」と思った人は、要注意。そういう思考はパーキンソン病を進行させてしまいます。

この文章を読んだら、

「パーキンソン病になったからといって、必ず認知症になるとは限らない」

「認知症になる場合でも、パーキンソン病になってから10年も時間があるんだ」

と思ってください。これがパーキンソン病に負けない前向き思考です。

もし、認知症になるのが心配だったら、運動を始めましょう。

「運動をしたら認知症が改善した」というデータはたくさんあります。また運動は後のリハビリテーションの項（第6章）でも説明するように、パーキンソン病の症状の改善にもなりますから、一石二鳥です。

「パーキンソン病になったから、いずれは寝たきりになってしまう」と悲観して、家に閉じこもってばかりでは、脳に与える刺激も少なくなるので、認知症の発症を促してしまうともいえます。

パーキンソン病だと言われても、積極的に外に出て、脳にも刺激を与え、体もしっかりと動かすことが大事なのです。

認知症を発症すると、幻覚や妄想などの周辺症状（二次的に起こる症状のこと）が強くなる心配があるので、薬物治療では原則としてドパミンアゴニストは使わず、レボドパ製剤のみの治療になります。

◆軽いうつなどの精神症状が現れることもある

パーキンソン病の主となる症状は、動きの悪さなどの運動障害です。

しかし、病気そのものや、治療で使う薬の影響でうつや幻覚などの精神症状が現れることがあります。

軽いうつは、病気の初期から見られます。なぜかというと「あなたはパーキンソン病です」と診断されただけで、気持ちが落ち込むからです。

脳内にドパミンがたくさん分泌されると、気持ちがウキウキして、高揚してきます。しかし、パーキンソン病の患者さんはこのドパミンが不足しているので、落ち込みやすいという面もあります。

うつ症状から脱するためには、まず病気である自分を受け入れること。そして病気について正しく理解し、家に閉じこもらないことが大事です。

幻覚や妄想は患者さんが高齢になったり、病気の期間が長くなればなるほど現れやすくなります。また、脱水を起こすなど、体調が悪くなった場合にも起こりやすくなります。

薬の影響で幻覚や妄想が現れた場合は、薬を減量する、やめるなどの方法で対処します。患者さんに幻覚や妄想が出てきたら、薬の調整を主治医に相談するといいでしょう。

パーキンソン病の診断はどうやって行うのか

◆正しい診断・治療を受けるために専門医の受診を

パーキンソン病では、先にあげた「静止時の振戦（ふるえ）」「筋強剛」「寡動・無動」「姿勢反射障害」の４つの特徴的な症状が現れます。

しかし、このような症状が現れる病気は他にもありますし、最初から４大症状すべてが現れるわけではありません。受診時に手のふるえがある人は60〜70％ぐらいでしょう。

パーキンソン病の専門医としては、できるだけ早い段階で専門医のもとをたずねてほしいのです。ただし、ステージⅠ（ヤールⅠ度）で相談に来る人もいれば、ステージⅢまで進行してしまってから、家族が連れてくるという場合もあります（進行度については73ページ参照)。

患者のみなさんが共通して初期から実感しやすい症状は、筋肉のこわばりです。筋肉のこわばりによって「動作が鈍くなる」「手や足が動きにくくなる」ので、最初に整形外科を受診してしまう人も多いようです。

しかし、整形外科で治療を受けてもなかなか症状が改善しない、そうこうするうちにパーキンソン病のさまざまな症状が現れてきて、「もしかして……」とようやく脳神経内科の門をたたく……という患者さんもたくさんいます。

65ページにあるような症状が見られたら、「パーキンソン病かも」と疑ってみてください。そしてパーキンソン病の正しい診断・治療を受けるためには、まず「パーキンソン病の専門家である神経内科の医師の診察が必須」であることを頭に入れておいてください。

◆長い付き合いになるので、相性がよく、信頼できる医師を選びたい

ただ、神経内科医に診てもらっても、どんな名医であれ、残念ながらパーキンソン病を治すことはできません。パーキンソン病は現代医学では根本的な治療法が見つかっていない難病だからです。

しかし、私は患者のみなさんに、必ずこう言います。「治すことのできない難病ではあるけれど、そんなに心配しなくても大丈夫。今はパーキンソン病になっても、15〜20年ぐらいは病気をコントロールできる時代ですよ」と。

パーキンソン病と診断されたら、医師と長くお付き合いすることになります。医師選びで何より大事なのは、医師や治療方針を信頼できて、いいコミュニケーションをとれるかどうかです。「信頼できない」「納得できない」と不満を感じたら、遠慮せず、相性のいい、「あなたにとっての名医」を探してください。

こんな症状がきっかけで受診することが多い

★じっとしていると、手や足がふるえる

★歩くときの歩幅が小さくなった

★歩くのが遅くなった

★足が前に出ない

★歩いていると前のめりになってしまう

★よく転ぶ

★着替えがしにくい、時間がかかるようになった

★声が思うように出ない

★食べ物が飲み込みにくい　など

◆問診と各種の検査で診断する

どうすれば発症後15～20年も元気に生活できるのか、その治療法について説明する前に、まず診断の手順について簡単に説明しましょう。

最初に行われるのが問診ですが、これがとても大事です。医師は過去の病歴、現在の症状など、患者さんの主となる症状を丁寧に聞き取り、体の動きや表情などを観察します。服用している薬の種類によっては、薬が原因でパーキンソン病に似た症状が出ていることもあります。服用している薬がある場合は、問診のときに必ず医師に伝えてください。

問診によって、パーキンソン病が疑われる場合には、さらに他の病気との鑑別をするため、血液検査、場合によっては髄液（ずいえき）検査を行い、これらの検査で異常が見つからなければパーキンソン病を疑います。さらに頭部MRI（核磁気共鳴画像診断）や脳血流

SPECT(スペクト)(シングルフォトン断層撮影)、ドパミントランスポーターSPECT(ダットスキャン)、心臓交感神経機能シンチグラフィーなどの画像検査を行ったうえで総合的に見て、パーキンソン病かどうかを判断します。

◇血液検査=他の病気を除外するために、実施する

パーキンソン病では血液の中に病気の証拠となるマーカーが見つかっていないので、血液検査や尿検査は、他の病気の可能性を外すために行われます。

またパーキンソン病は脳内のドパミンが減る病気なので、パーキンソン病になるとドパミンの代謝産物も減ります(ただ、必ずしも減るわけではありません)。そこで施設によっては、脊髄液(せきずいえき)の中のドパミン代謝産物を測定して、診断の参考にすることもあります。

◇画像検査＝同じような症状が出る、別の病気との鑑別のため

各種の画像検査は、「パーキンソン病と似た症状が出る別の病気の可能性を外すため」に行われます。頭部ＭＲＩは磁気と電波を利用して、脳の断面を見る検査です。ＰＥＴ（ペット）（ポジトロン断層撮影）は脳の働きを、ＳＰＥＣＴは脳の血流量の低下を見る検査です。

パーキンソン病の原因となる脳の黒質は小さいので、ＣＴやＭＲＩで脳の検査をしても、ほとんど異常は認められません。ＭＲＩで異変が見つかるのはアルツハイマー病、血管障害性パーキンソン症候群、多系統萎縮症、進行性核上性麻痺などです。ＰＥＴやＳＰＥＣＴでの検査では、多系統萎縮症、進行性核上性麻痺、レビー小体型認知症、大脳皮質基底核変性症などをチェックすることができます。

心臓交感神経機能シンチグラフィーという検査は、パーキンソン病の診断に非常に役立つものです。この検査では静脈にＭＩＢＧという物質を注射し、心臓の交感神経に取

り込まれて心臓の影が映るかどうかを確認します。パーキンソン病の場合はＭＩＢＧが交感神経から取り込まれないので、心臓の影が映りません。

パーキンソン病の病歴が長ければ長いほど、ＭＩＢＧの取り込みの低下は進みますが、初期はさほどではありません。この心臓交感神経機能シンチグラフィーは保険が適用されるようになりました。

初期でも鑑別に役立つ検査に、「ダットスキャン（『DaT scan』）」という検査があります。パーキンソン症候群やレビー小体型認知症の早期発見を目的としている検査です。初めて聞く人も多いと思うので、説明しましょう。

ダットスキャン検査は、放射性医薬品である「１２３Ｉイオフルパン」を使った核医学検査です。

安全性は確立されています。日本では薬剤が２０１３年9月に承認され、２０１４年の1月から販売されるようになりました。薬の名前は『ダットスキャン静注』といいます。

この薬のダットスキャンを静脈に注射して、3時間以上待ちます。そうして薬が取り込まれたら、SPECTで脳の撮影を行います。

これにより、脳内のドパミントランスポーター（神経細胞の脱落）の分布の状態が画像に映ります。ちなみに、健康な脳の人だと、取り込んだ薬が三日月のような形で映ります。それに対して、異常があると、取り込んだ薬がまるで「点」のように画像に映ります。しかし、この検査も万能ではなく、パーキンソン病以外の他の変性疾患でも異常を呈します。

◆診断のために、治療薬を使うことも

パーキンソン病の場合、「診断的治療」という方法で病気を確認することもあります。

診断的治療というのは、パーキンソン病の薬を実際に飲んでもらい、その効き目を見る

というもの。

薬を飲んで症状が改善されたら、パーキンソン病だとほぼ診断できます。パーキンソン病の薬はパーキンソン病の患者さんのふるえや歩行状態、動きなどは改善してくれますが、パーキンソン病に似た症状が出る他の病気には、ほとんど効きません。ですから診断的治療でパーキンソン病かどうか見分けがつくのです。

◇病気の進行度は5つに分類される

パーキンソン病と診断されたら、次はどれくらい病気が進行しているのかを確認します。進行の程度を見るために使うのが「ホーン・ヤールの重症度分類」です。この方法では、症状がごく軽いものから、全面的な介助が必要な段階まで5つに分類します。

パーキンソン病は難病に指定されており、ホーン・ヤールの重症度分類でⅢ度以上になると、次のような治療費の補助が受けられます。

〈特定疾患の認定による援助〉

一定の条件を満たしているとき、保険医療機関で保険診療を受けた際の自己負担分の医療費の全部または一部が公費でまかなわれます。

〈介護保険制度による援助〉

家事や入浴などの介護、リハビリを自己負担額1割で受けることができます。通常は65才以上が対象ですが、パーキンソン病患者の場合、40才から利用できます。

いずれの場合も手続きの詳細などは自治体によって異なるので、各市区町村の担当窓口にお問い合わせください。

こんな症状がきっかけで受診することが多い

ヤールⅠ度
症状は左右どちらか、体の片側にしか見られない。症状も軽い。

ヤールⅡ度
症状が左右両側に現れるが、日常生活や通院に不自由することはない。

ヤールⅢ度
「姿勢反射障害」が見られ、活動に制限が出てくるが、自力での日常生活は可能。

ヤールⅣ度
何とか起立や歩行はできるが、日常生活に介助が必要なシーンがある。

ヤールⅤ度
一人で起立・歩行ができず、日常生活には介助が必要である。

◇パーキンソン症候群　～パーキンソン病と似た病気～

静止時のふるえ、筋肉のかたさ、動きが鈍くなる、体のバランスがとれないなど、パーキンソン病に見られるさまざまな症状をパーキンソニズムといいます。そしてパーキンソニズムが見られる病気は、パーキンソン病以外にもあるのです。パーキンソン病以外でパーキンソニズムが見られる病気を、パーキンソン症候群と呼びます。パーキンソン症候群には次のようなものがあります。

●血管障害性パーキンソン症候群

脳の動脈硬化が原因で、脳の血液の流れが悪くなって起こるのが血管障害性パーキンソン症候群です。血管障害性パーキンソン症候群はパーキンソン病と非常にまちがえやすい病気ですが、歩く姿勢が異なります。パーキンソン病の場合は前かがみでチョコチヨコと歩きますが、血管障害性パーキンソン症候群の場合、足先が外側に向いたがに股で歩きます。

血管障害性パーキンソン症候群か、パーキンソン病かは、MRIを撮ることで見分けることができます。また、ダットスキャン検査をしたときに、薬の取り込みの低下は起こらないことがわかっています。

●薬剤性パーキンソン症候群

薬の影響でパーキンソン病のような症状が現れることもあります。

パーキンソン病では多くの場合、右か左かどちらかの手足からまず症状が出ますが、薬の影響で起こる薬剤性パーキンソン症候群の場合、左右同時に症状が現れます。パーキンソン病のような症状を引き起こす薬は、抗精神病薬、抗うつ剤、降圧剤、抗がん剤などです。症状が現れるのは、薬を服用し始めてから3~4カ月から。原因となる薬をやめると症状もおさまります。

また、ダットスキャン検査をしたときに、薬の取り込みの低下は起こらないことがわかっています。

●正常圧水頭症

正常圧水頭症は、くも膜下出血や髄膜炎、頭の外傷などが原因で起こる、高齢者に多い病気です。

正常圧水頭症になると脳の中の髄液の流れが悪くなって、髄液が脳室にたまります。そのためＣＴやＭＲＩの画像で見ると、脳室が大きくなっていることで確認できます。

認知機能の低下、歩行障害、尿失禁が代表的な症状で、ふるえは基本的に見られません。

また、ダットスキャン検査をしたときに、薬の取り込みの低下は起こらないことがわかっています。

●進行性核上性麻痺

脳の特定の部位（基底核、脳幹、小脳）の神経細胞が減ることによって起こります。バランスが悪くなって、転びやすくなるのが症状の特徴です。病気が進行すると上下への眼の動きも悪くなるので、よけいに転びやすくなります。歩行が不安定、動作がゆっくりになるなど、初期はパーキンソン病と区別するのが難しいのですが、パーキンソン病では、初期から転倒することはまずありません。パーキンソン病とは違って、ＣＴやＭＲＩで見ると中脳の萎縮が見られますし、第三脳室の拡大が見られます。

●大脳皮質基底核変性症

筋肉のかたさなどのパーキンソン症状と、大脳皮質症状（手がうまく使えない、動きがぎこちないなど）が同時に起こる病気です。

体の右側か左側のどちらか一方に症状が強く、片側の手足が動かしにくくなります。病気が進んでもそれはあまり変わりません。

いっぽう、パーキンソン病は片側から症状が出始めますが、進行すると両側に症状が見られるようになります。この病気も、CTやMRI検査をすることで、パーキンソン病と区別することができます。

最近では、「大脳皮質基底核症候群」の概念で検討されます。この症候群は、大脳皮質基底核変性症、進行性核上性麻痺、アルツハイマー病が原因となることがわかっています。

●レビー小体型認知症

パーキンソン症状に認知症が伴うのがこの病気。認知症の症状が主であったり、初期に幻覚や妄想が目立ったりするときは、レビー小体型認知症の可能性が高いといえます。レビー小体型認知症の場合、ＰＥＴ（ポジトロン断層撮影）やＳＰＥＣＴ（シングルフォトン断層撮影）で確認できることもあります。

ここ数年で薬の使い方が変わってきた

◆「できるだけ遅く」から、「できるだけ早く」に

パーキンソン病の治療では、症状を軽くする対症療法が行われます。その主となるのが、レボドパ製剤（L－ドーパ製剤）という薬です。

レボドパ製剤は、脳内で減っていくドパミンを補うものです。しかし、長期にわたって使っていると効果が弱まる、体が勝手に動く（「ジスキネジア」という）などのトラブルが現れてきます。

そのため、これまでは「レボドパ製剤の使用開始は、できるだけ遅くしよう」という考え方が主流でした。つまり、「パーキンソン病の症状があっても、日常生活に大きな支障がなければ、薬は使わずに様子を見ましょう。そして『いよいよ困った』となった

時点で初めて薬を使いましょう」というわけです。

しかし、ここ数年で、このレボドパ製剤の使い方に関して、大きな考え方の変化がありました。それは、「仕事などをするうえで、必要であればレボドパ製剤で治療を開始してもよい」というものです。「レボドパは悪しきもの」という考え方には変化があり、いくつかの臨床研究報告でもレボドパ製剤の毒性は否定されています。

臨床の場でも、以前のように経過を見て生活に支障が出たら薬を使う「ウェイト&ウオッチ」ではなく、「早期から治療を行い、場合によってはレボドパ製剤を使用してもよい」という流れに変わっています。

◆新薬が登場して、治療の選択肢が広がる

治療ではレボドパ製剤の他、ドパミン受容体作動薬（ドパミンアゴニスト）という薬も使われます。ドパミン受容体作動薬はドパミンが分泌されたのと同じような刺激を与

えて、体を動かそうとする薬です。

最近ではこのドパミン受容体作動薬の徐放剤（成分がじわじわと放出されるもの）、パッチ製剤（皮膚に貼りつけるもの）、また従来の薬とは全く異なる作用で効くアデノシン受容体拮抗薬など、新しい薬も続々と登場しています。さらにパーキンソン病治療では、脳深部刺激療法（ＤＢＳ）という外科的治療も有効です。また、レボドパ・カルビドパ配合経腸用液療法もあり、デバイス使用療法として２つ目のオプションが登場しました。

パーキンソン病は難病に指定されていて、いったん発症するとその進行を完全に止めることはできない病気です。でも決して悲観することはありません。これらの治療法を上手に組み合わせれば、発症後15～20年は病気をコントロールし、元気に過ごせるようになっています。

第3章

新薬が続々登場！ 薬の使い方、効果についてくわしく知る

順天堂大学
医学部脳神経内科准教授
波田野 琢

話題となったのが、2013年に続々登場したパーキンソン病の新薬。その特徴、使い方、効き目は、どのようなものなのでしょうか。わかりやすいようにくわしく解説。また、最近の主流となっている治療の考え方についても説明します

薬物治療の主となる「レボドパ製剤」。その特徴とは

◇レボドパ製剤を飲むことでいい状態を維持できる

パーキンソン病は脳内のドパミンが減って起こる病気。ですからドパミンを補充する治療が効果的で、その中心になるのがレボドパ製剤（L‐ドパ）です。

「ドパミンが減って起こる病気ならば、ドパミンそのものを飲めばいいじゃないか」と思われるでしょう。しかし、ドパミンは飲んでも血液脳関門（血液から脳に悪い物質が入るのを防ぐためのもの）を通ることができません。そこで血液脳関門を通れるドパミンの元となるレボドパ製剤を飲むのです。

レボドパ製剤が使われ始めたのは、１９６０年代。この薬の効果に対する驚きは映画『レナードの朝』（ペニー・マーシャル監督）にも描かれています。

２００４年にレボドパ製剤の効果を調べるため、次のような研究が行われました。パーキンソン病の患者さんを次の４つのグループに分けます。

1、全くレボドパ製剤を飲まない
2、レボドパ製剤を朝昼晩半錠ずつ飲む
3、レボドパ製剤を朝昼晩1錠ずつ飲む
4、レボドパ製剤を朝昼晩2錠ずつ飲む

そして、40週間経過を見たのです。すると全く薬を飲まなかった1のグループの人たちは、どんどん症状が悪化。

薬を半錠ずつ飲んでいた人たち、1錠ずつ飲んでいた人たち、2錠ずつ飲んでいた人たちは比較的いい状態を保て、薬の服用をやめた後もしばらくいい状態が続いたという結果でした。

◆長期間使っていると合併症が現れる

しかし、非常によく効き、比較的安全性の高いレボドパ製剤にも問題点があります。それは、長期間使っていると合併症としてジスキネジア（不随意運動）が現れてくること。

ジスキネジアというのは自分の意思とは無関係に体が動いてしまう症状をいいます。たとえば、手足がくねくねと動いたり、体全体が動いたりすることもあるので、「振戦（40ページ参照）」と勘違いされることもあります。また、顔をゆがめたり、口や舌が勝手に動いたりするのでモグモグと何かを食べている、あめを口の中で転がしているように見えることもあります。

また、レボドパ製剤を何年か使っていると、薬の効いている時間が少しずつ短くなり、薬の効いていない時間帯ができてしまいます。これを「ウェアリング・オフ現象」とい

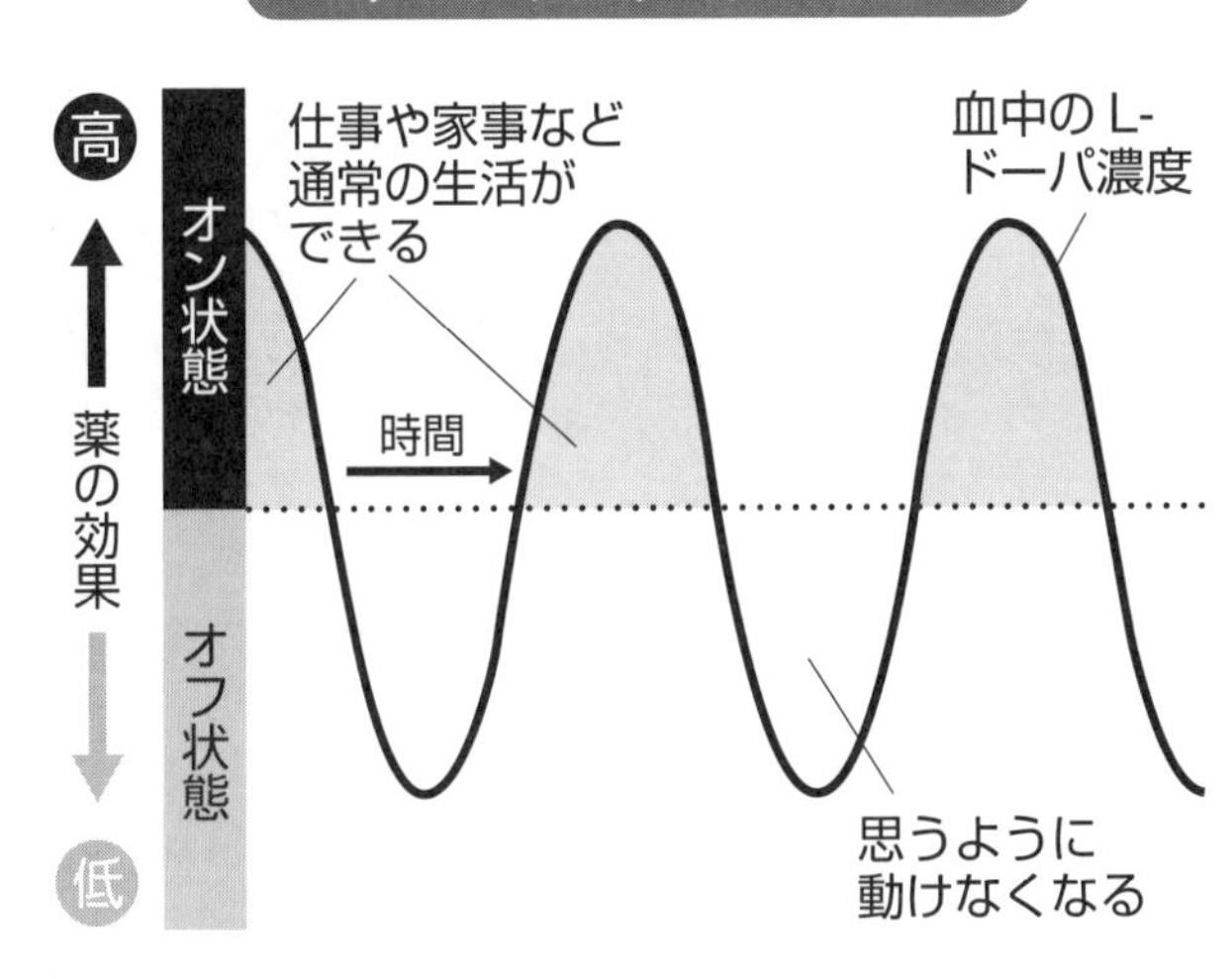

います。薬が効いているときを「オン」、薬が効いていないときを「オフ」と呼びます。

このウェアリング・オフを何とかしようと薬を増やすとジスキネジアが出やすくなるので、薬を増やすのにも限界があります。

ウェアリング・オフは薬の効き目が切れてきて起こるため、薬を飲んだ直後には現れません。しかし、薬を飲んだ時間に関係なく症状がよくなったり悪くなったりする「オン・オフ現象」というものも現れます。

その他にも、筋肉がこわばって痛むジストニアという症状が現れることもあります。

レボドパ製剤を第一選択肢に考える流れに変わった

◆ドパミンをキャッチする受容体に働きかけるドパミン受容体作動薬

　パーキンソン病の治療ではドパミン受容体作動薬（ドパミンアゴニスト）という薬も使われます。

　神経伝達物質であるドパミンは、脳の黒質の神経細胞の末端から放出されます。そしてわずかに空いているすきまを飛び越えて、線条体の神経細胞の突起にある受容体にくっついて、信号を伝えます。ドパミン受容体作動薬はこのドパミンをキャッチする受容体に働きかける薬。「ドパミンが来た！」と勘違いさせて、受容体を働かせるのです。

　ドパミン受容体作動薬にはレボドパ製剤を使ったときのようなジスキネジアやウェアリング・オフなどは、ほとんど見られません。しかし、眠気、むくみ、衝動制御障害、幻覚、妄想といった副作用があります。衝動制御障害というのは、衝動的に湧いてくる欲望をコントロールできないために起こるもので、ギャンブルにはまったり、性欲が異常に高まったりするなどの困った症状が現れます。

レボドパ製剤はよく効く薬ですが、長期に使うとジスキネジアなどの問題が出てきます。そのため、一時期は「パーキンソン病治療はレボドパ製剤ではなく、ドパミン受容体作動薬中心で」という考え方が主流でした。しかし、ドパミン受容体作動薬の副作用の問題、前述したレボドパ製剤の効果を調べる臨床試験の結果などを受け、最近ではレボドパ製剤のよさがあらためて見直されてきました。

最近の研究ではレボドパ製剤を積極的に使う治療がよいか、なるべく使わないようにドパミン受容体作動薬やMAO-B（マオ-ビー）阻害剤中心で治療するほうがよいかを比較したところ、レボドパ製剤を積極的に使ったほうが運動機能や日常生活の満足度はよい可能性があることが示されています。

また、後述する新薬も続々と登場。パーキンソン病の薬物療法は今、転換期に差しかかっているといえるでしょう。

◆適切な薬を選び、症状に応じて、細かく調整して使う

現在、パーキンソン病の薬物治療では、レボドパ製剤、ドパミン受容体作動薬を単独で使ったり、混ぜたり、必要に応じて他の薬を組み合わせたりなど、そのつど患者さんの症状に合わせて薬を選び、細かく調整して、治療を進めていきます。

そしてレボドパ製剤、ドパミン受容体作動薬のどちらを主に使うかは、患者さんの年齢が一つの目安になります。

日常生活に支障が出るようなジスキネジアが出るのは、個人差はありますがレボドパ製剤を使い始めて10年後ぐらいです。たとえば、パーキンソン病の発症年齢が70才以上であれば、ジスキネジアが出て困るのは80才過ぎ。そのころの副作用を心配して、非常

に効果のあるレボドパ製剤の使用をためらうのは意味がありません。

ですから、「患者さんが65才以上であればレボドパ製剤、65才前であればドパミン受容体作動薬を」というのが薬物治療の基本的な考え方です。しかし、最近は65才前の患者さんでも、レボドパ製剤を第一候補にして、ときおり、ドパミン受容体作動薬を混ぜていくという考え方も出始めています。

◇パーキンソン病には、他の薬も使われる

パーキンソン病の治療薬として昔から使われているのが、抗コリン薬です。

脳の線条体はドパミンとアセチルコリンという2つの神経伝達物質を使って、筋肉に指令を出します。パーキンソン病になるとドパミンが足りなくなりますが、そのときにアセチルコリンも下げるとバランスを取り戻せて、症状が改善することがあるのです。

抗コリン薬というのは、このアセチルコリンの働きを抑える薬です。

レボドパ製剤が登場するまで、パーキンソン病の治療薬は抗コリン薬しかありませんでした。今ではあまり使われなくなった薬ですが、レボドパ製剤の効果を補うときなどに用いられます。

ただし、抗コリン薬には、もの忘れや軽い錯乱などの副作用があるので、高齢者には使わないなどの配慮が必要です。

レボドパ製剤は脳に入る前に酵素によって分解されてしまうので、その酵素の働きを抑える薬として誕生したのがコムト阻害剤です。この薬を使うと脳に入るレボドパ製剤の量が増えるため、血中濃度の下がり方がゆるやかになります。コムト阻害剤はレボドパ製剤と一緒に飲みます。

塩酸アマンタジンはもともとインフルエンザの薬です。

１９６０年代にインフルエンザ予防のため、パーキンソン病の患者さんがこの薬を飲んだところ、症状が改善したという偶然の出来事からその効果が見つかりました。薬の効果は弱いのですが、副作用が少なく、レボドパ製剤によって起こるジスキネジアに有効です。

脳内のドパミンはモノアミン酸化酵素（MAO）という酵素によって分解され、なくなっていきます。そこでこのMAOの働きを妨げることで、ドパミンの分解を抑えようとするのがMAO－B阻害剤という薬です。MAO－B阻害剤はオン・オフ現象やすくみ足など、他の薬では効果が少ない症状の改善に役立つことがあります。

レボドパ製剤の代わりに飲む場合、「MAO－B阻害剤とドパミン受容体作動薬のどちらがよいか」を検討した最近の研究では、MAO－B阻害剤のほうがより生活の質が上がる可能性が指摘されています。

現在、MAO－B阻害剤は、セレギリンとラサギリンの2種類があります。抗てんかん薬である、ゾニサミドという薬も効果があることが示されています。特にオフの時間を短縮される効果や、振戦などに有効です。ジスキネジアは比較的出にくいと言われています。てんかんの治療として内服するよりもだいぶ少ない量で効果が期待できるので、安全です。

2013年から登場した新薬。効き目と使い方

◇パッチ製剤や皮下注射で使う薬も

最近の大きなトピックスといえるのが新薬の登場でしょう。ドパミン受容体作動薬で、一度の服用で効果が長く続く徐放性のものや、皮膚に貼るパッチタイプのものが使えるようになったのです。

皮膚に貼るパッチタイプは食事や腸管の動きに影響を受けず、常に一定の効果を得られるので、夜間の症状がよくなると喜ばれています。薬の飲み忘れがなくなるのも利点でしょう。

また、レボドパ製剤を使っていて、急に薬の効かないオフ状態になったときに、患者さんが自分で皮下注射をするアポカインも登場しました。注射後約10分ぐらいで効いて

きて、その効果は1時間程度持続します。パーキンソン病の患者さんの7～8割の人に効果が得られ、1日5回までは使用可能です。

アデノシン拮抗薬イストラデフィリンという薬も2013年5月に発売されました。神経細胞はドパミンとアデノシンという2つの物質が相反する作用をして、運動機能を調整しています。アデノシン拮抗薬はアデノシンという物質の働きを抑えて、減ったドパミンとのバランスを回復させようとするもの。

これを使うとレボドパ製剤が効かなくなるオフの時間が短くなるといわれています。さらに現在もさまざまな研究、開発が進行中で、今後も新薬の登場が期待されます。

レボドパ製剤は、パーキンソン病の患者さん全員に何らかの効果がある薬です。しかし、ドパミン受容体作動薬やアデノシン拮抗薬など、その他の薬は効く人もいれば効かない人もいます。副作用の出方も個人によって差があります。薬物療法ではその患者さんの症状に合わせて上手に薬を選び、適切に調整して使うことがポイントです。

症状が進行し内服の薬だけでオフ症状やジスキネジアの調整が難しくなってきた場合、胃瘻から腸までチューブを入れて持続的にレボドパ製剤を投与する方法があります。レボドパ製剤の吸収は小腸で食事の吸収とバッティングします。この治療法は小腸の薬を吸収する近くでじわじわとレボドパ製剤を投与するので血中濃度が安定します。適応の目安は1日レボトバ製剤を5回以上内服する必要があり、それでも3時間以上オフ症状に苦しんでいる場合。さらには2時間以上の困るジスキネジアが出現する場合に良い適応となります。

●レボドパ製剤
不足するドパミンを補う薬で、パーキンソン病治療の中心になります。非常にキレ味のよい薬ですが、長期間使用し続けると薬の効く時間が短くなる「ウェアリング・オフ」、体が勝手に動く「ジスキネジア」などの症状が出る場合も。

●ドパミン受容体作動薬
ドパミンをキャッチする部分を刺激して、ドパミンの働きを補う薬。効き目はレボドパ製剤より弱い。眠気、むくみ、衝動性調節障害、幻覚、妄想といった副作用がある。

●MAO-B阻害剤
ドパミンを分解する酵素の働きを抑える。早期の場合、レボドパ製剤の開始を遅らせたり、増量を抑制する補助薬として使われる。進行期の場合、オフ症状の改善など。

●コムト阻害剤
レボドパを体内で分解するコムトという酵素の働きを抑える薬。ウェアリング・オフが改善される。

●アデノシン拮抗薬
ドパミンとアデノシンという2つの物質の相反する作用で、運動機能は調整されている。このうちのアデノシンを抑えることで、減ったドパミンとのバランスを回復しようとする薬。

●抗コリン薬（抗コリン作動薬）
ドパミンが減って、相対的に高まってしまった体の動きを抑えるアセチルコリンの働きを抑える薬。ふるえ、筋肉のこわばり、ジスキネジアの改善などに。

●塩酸アマンタジン
インフルエンザの治療薬。なぜ効くのか、そのメカニズムはまだはっきりとわかっていない。

●抗てんかん薬（ゾニサミド）
てんかんの治療薬。なぜ効くのか、そのメカニズムはまだはっきりとわかっていない。

第4章

意外と知らない人が多い パーキンソン病の外科手術「DBS」

順天堂大学大学院 医学研究科
運動障害疾患病態研究・
治療講座先任准教授・
脳神経外科准教授
梅村 淳

意外に思われるかもしれませんが、パーキンソン病の治療において外科手術が主流だった時代がありました。薬での治療に限界がある人などには、選択肢として脳深部刺激療法（DBS）があります。その手術についてくわしく説明します

レボドパ製剤が出るまで、治療の主流は外科手術だった

◆薬の治療には、副作用や効き目の限界がある

現在、パーキンソン病治療の主役は薬物治療です。

けれども、1950年代～60年代は外科手術が多く行われていました。それは「破壊術」といって、脳の中の神経回路の一部をこわしてしまうもの。今では当たり前になっているCTやMRIなどの画像診断技術もなかった時代ですから、非常に危険な手術だったと思います。1960年代にレボドパ製剤が出てくると、治療の主流は薬物療法に移行しました。

しかし、薬物治療にも限界があります。長期にわたって薬を使っていると効かなくなったり、副作用が出てきたりするのです。そこで薬物以外の治療の選択肢として、19

90年代に新しい外科手術が登場しました。それが脳深部刺激療法「DBS（以下、DBSと表記する）」です。日本でも保険適用となりました。

◆破壊術より安全、24時間効果が得られる

DBSは脳の中に電極を、胸部に刺激装置を埋め込み、両者をリードでつないで、脳を電気刺激します。ですから、まず最初に、頭蓋骨に孔（あな）を開けて電極を入れなければなりません。特殊な手術ではありますが、局所麻酔でできるので大手術ではありません。

しかし、この手順を説明すると「脳にメスを入れるなんて……」と、ためらう患者さんもいます。しかしDBSは破壊術とは異なり、脳に損傷を与えることがないのが大きな利点。その後、胸部に刺激装置を入れるときは全身麻酔が必要です。

実際に手術を受けた患者さんに聞くと、

「最初に説明を聞いたときはこわい気がしたけれど、受けてみたらたいしたことがなか

った」

「思っていたよりも簡単にすんだ」

と逆にびっくりする人が多いようです。

手術の3〜4日前に入院して、術後傷が治るまでに1週間ぐらいかかります。症状に合わせて、体の外から脳に送る刺激を強めたり弱めたりという調整は術後すぐから行い、症状が落ち着いたら退院となります。入院期間は通常3週間程度です。

薬は有効成分が胃腸で吸収され、脳に運ばれて効果を発揮します。ですから夜間など服用後時間が経って有効成分の血中濃度が落ちてくると、当然、効き目も落ちてきます。

一方、DBSはずっと脳に刺激を送れるので、24時間一定の効果が得られます。

◆適用はパーキンソン病のみ、薬で限界がある場合など

DBSはパーキンソン症候群には効きません。ですからDBSの適用は、まずパーキ

ンソン病であること。そして薬を調整しても症状の日内変動が激しい、体が勝手に動くジスキネジアなどの副作用が強くて、薬を増やすのが難しい場合、患者本人が薬物治療に満足できない場合に、ＤＢＳという治療法が考慮されます。

認知症がある、薬剤性ではない精神症状がある、その他の病気があって外科手術に対応できない場合、ＤＢＳは実施できません。

ＤＢＳは破壊術と比べると非常に安全性が高く、手術としての難易度も高くはありません。しかし、いくら小さな手術とはいえ、脳に触れたり、体内に異物を埋め込むわけです。起こることが少ないとはいえ、頭蓋内出血、感染など合併症の危険があります。

またＤＢＳはパーキンソン病を治す治療ではなく、症状をやわらげる治療。改善効果には個人差があり、手術を受けてもやがて病気は進行することも覚えておきましょう。

脳深部刺激療法（DBS）とは

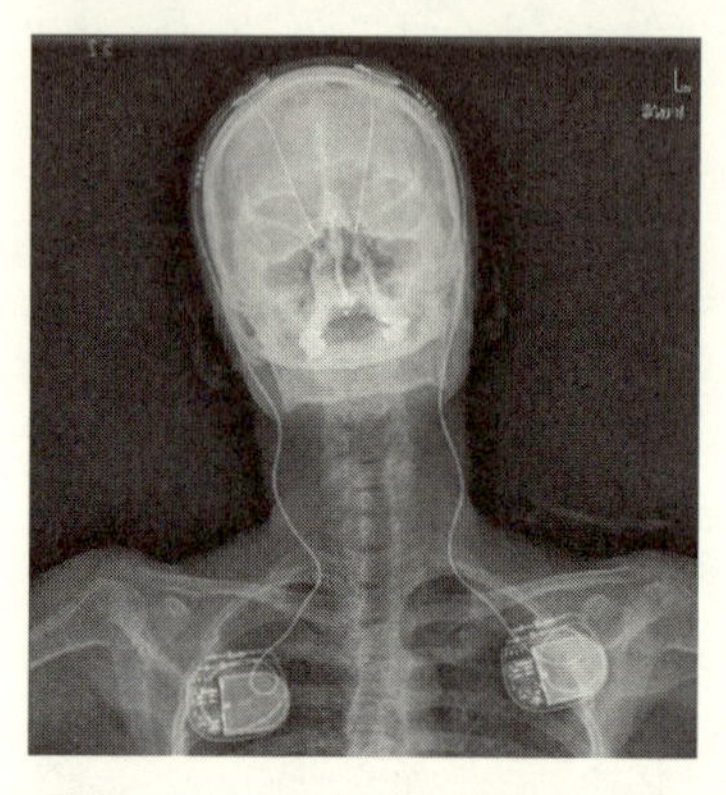

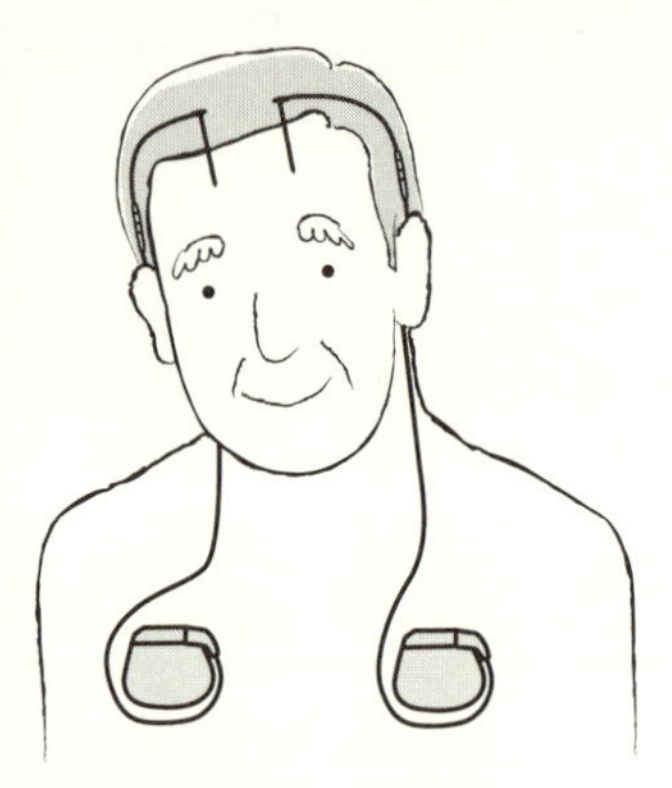

電極、リード、刺激装置を手術で埋め込む（右）。
DBSの手術後のX線写真（左）

DBS治療が役立つのはこんな人

★パーキンソン病の患者（パーキンソン症候群は除外）

★症状の日内変動やジスキネジアで困っている

★ふるえが強くて困っている

★幻覚などの副作用が出るため、薬物治療が十分にできない

DBS手術の流れ

1 局所麻酔をして、定位脳手術用フレームを頭部に装着する

---

2 CT・MRI撮影をして、それをもとに刺激部位を決める

---

3 リードを挿入するため、頭蓋骨に直径14ミリの孔を開ける

---

4 脳の活動を記録し、リードの先端の電極の留置場所を決定する

---

5 電極を留置する

---

6 リードを固定する

---

7 胸部に刺激装置を埋め込み、リードと接続する

※手術のすべての合計時間は、両側手術で4時間ぐらい

症状から見たDBSの効果

特に効果が期待できる症状

激しい日内変動

ジスキネジア

振戦

筋強剛

動作緩慢

オフ時（薬が効いていない時間帯）のすくみ足

オフ時の痛み

薬の減量

あまり効果が期待できない症状

言語障害

嚥下（えんげ）障害

姿勢安定性（バランス）

オン時（薬が効いている時間帯）のすくみ足

自律神経症状

精神症状

従来よりやや早めに行ったほうがよいという報告も

◆発症十数年後に手術を考える人が多い

パーキンソン病になっても、最初の3〜5年ぐらいは薬もよく効き、まるで病気が治ったように感じるもの。この時期を私たちは「ハネムーンの時期」などと表現します。

しかし、時間の経過とともに病気は徐々に進行し、やがて薬の効く時間が短くなってきます。すると薬の量を増やしたり、いろいろなタイプの薬を組み合わせて使ったりして、少しでも調子のいい状態を長く保とうと努力します。そうこうするうちに、ジスキネジアが現れるというのが、一般的なパーキンソン病の流れです。

この段階まで病気が進むと薬だけでは病気をコントロールできないので、DBSが治療の選択肢と考慮されます。これまでに、日本では約1万人のパーキンソン病の患者さんがＤＢＳを受けています。その多くはパーキンソン病発症後13～14年ぐらいの人たちです。しかし、最近、「ＤＢＳの導入をもう少し早めに考慮してもよいのではないか」という主旨の論文が出ました。

◇早期の患者さんにＤＢＳを導入、薬だけよりも改善効果が

ヨーロッパで運動合併症（ウェアリング・オフ現象［次の薬を飲む前に効果が切れてしまう現象］やジスキネジアのこと）が出始めて3年以内のパーキンソン病の患者さんを集めて、こんな臨床試験が行われました。集めた患者さんをくじで2つのグループに分けます。

1、ＤＢＳと薬物治療を行うグループ

2、薬物治療のみを行うグループ

そうして2年間の追跡調査をしたのです。

すると、1のDBSを併用した人たちのほうが、2の薬だけで治療していた人たちよりも運動症状や日常生活の質が改善できたというのです。しかもDBSを行ったからといって、問題になるような大きな副作用も出なかったそうです。

DBSも薬物治療と同じく、パーキンソン病を根本的に治すものではありません。DBSを受けても数年後には症状が悪化してきます。またDBSで改善しにくい症状もあり、そうした症状は病気がかなり進行してから現れてくることが多いのです。

こうしたことから、

「DBSの導入時期が遅すぎると、DBSの効果でよい状態が保てるセカンドハネムーンの時期が短くなる」

「DBSの治療効果をあまり実感できない」

という心配が出てきます。今後は、

「従来よりも少し早めの段階でDBSを導入したほうがよい」

というふうに、パーキンソン病治療の流れが変わる可能性があるといえるでしょう。

◆最近のDBS装置の進歩

パーキンソン病治療にDBSが行われるようになって20年近くが経過し、この間にDBS装置についても目覚ましい進歩がみられています。

まず、充電式のDBS装置が登場しました。従来の装置は電池式だったので4～5年おきに小手術による電池の交換が必要でした。充電式では自身で週に1回程度の充電を行う必要はありますが、電池寿命は20年にも及び、また両側刺激でも装置は1つで済むようになっています。また、最近のDBS装置はMRI対応になっており、DBS後でもMRI検査を行うことができるようになりました。

さらに、刺激の方向を細かく調節することでより効率的な刺激ができるだけでなく、構語障害など刺激による副作用を回避できるような装置も使用されています。

第5章

最新の話題・iPS治療の可能性と「サプリ」の有効性

●112〜117ページ
「サプリ」について
順天堂大学医学部附属
順天堂越谷病院脳神経内科先任准教授
頼高朝子

●118〜122ページ
「遺伝子治療・iPS治療」について
順天堂大学
医学部脳神経内科教授
服部信孝

近年の一番の話題といえば、万能細胞「iPS」を使った治療の可能性でしょう。現在、パーキンソン病における遺伝子治療とiPS 治療は、どの段階にあるのでしょうか。また、パーキンソン病に有効といわれるサプリメントについても解説します

「サプリメント」は有効か

◆サプリメントとはなんですか？

サプリメントとは日常生活で不足しやすい栄養成分の補給や保険の用途に適する食品のうち、錠剤カプセルなど通常の食品の形でないものをいいますが、薬（医薬品）と異なり、成分量が特定されないので、品質も一定ではありません。薬のように試験がされていないので副作用もよくわかっていません。

◆サプリメントを飲んでもいいですか？

よく聞かれる質問の一つです。

サプリメントの一般的イメージが「食品だから、安全、薬より副作用はないに違いない」と、患者さんの藁をもすがる気持ちからと思います。パーキンソン病患者さんでは約半数が一度はサプリメントを購入し飲んだことがあるようです。

パーキンソン病患者さんに対しての安全性が確立していないこと、効果に対する試験がないことをお話しして、お勧めはしていません。サプリメントを飲んでいて肝障害となり、中止して改善された患者さんがいました。

◆ビタミンのサプリメントはどうですか?

ビタミンB_6はパーキンソン病の治療薬の働きを妨げるため、パーキンソン病の治療効果を期待して飲むのはお勧めできません。

ビタミンCはパーキンソン病治療効果はありませんが、パーキンソン病の治療薬の吸収を助けるために同時に飲むことがあります。

ビタミンDは一部の遺伝子を持った方に効果が期待されていますが、まだ試験はされていません。

ビタミンEは抗酸化作用が期待されて、大規模な長期の無作為化二重盲検試験が海外で行われましたが、残念ながら期待する効果はありませんでした。

◆ビタミン以外ではどうですか?

コエンザイムQ10は、パーキンソン病で弱っているミトコンドリアの機能を改善させることから効果を期待されました。酸化型コエンザイムQ10、いわゆるコエンザイムQ10には効果はありませんでした。一方、還元型コエンザイムQ10は小規模な試験が行われ効果的でしたが、大規模試験は行われていません。

クレアチンは抗酸化作用、神経保護作用を呈し効果を期待されましたが、クレアチン10gによる早期パーキンソン病に対する大規模試験で効果を認めませんでした。

水素水の多施設共同試験ではパーキンソン病の症状を改善させる効果は得られません

でした。

血中及び髄液中の尿酸値が上昇するとパーキンソン病の重症度が緩和することから尿酸の前駆物質であるイノシン酸の二重盲検試験が行われている最中です。

コーヒーに含まれるカフェインがパーキンソン病の試験で運動症状の改善を認めたため、多施設共同試験が行われましたが、明らかな効果はありませんでした。

◆豆が良いと聞きましたが、本当ですか?

効果そのものが期待されているのは、ムクナ豆、八升豆です。市販されている錠剤等では約0・88〜12・8㎎/(錠、カプセル)、ムクナ豆には3・5〜4・5%のドパミンが含まれています。食品ではありますが、パーキンソン病に使われる薬剤の主成分が含まれています。レボドパ製剤に比べ効果発現は早く、効いている時間は長いといわれますが、ムクナ豆製剤の組成が不均一であり、安全性も未知です。ムクナ豆を摂取するのは、ドパミンが含まれているので、必ず主治医の先生にお伝えしてください。

◆効果のあるサプリメントはありますか?

薬が厚生労働省に認められて患者さんの治療に用いられるには、「無作為化二重盲検試験」という治療試験を行います。多くの患者さんに参加していただき、薬が入っていないプラセボ薬を飲んでいただいた患者さん群と、試験の薬を飲んでいただいた患者さん群で安全性と確実な効果があるか、検証に検証を重ねて使われるようになります。サプリメントもそのような試験を行っているものがいくつかあります。

先ほど述べましたビタミンE、酸化型コエンザイムQ10、クレアチン、水素水、カフェイン等は大規模試験で検証しましたが効果は認めませんでした。主に酸化的ストレスの観点からのサプリメントが注目されましたが、効果があるといえるサプリメントはまだないといってよいでしょう。

サプリメントを飲むにあたって最も大事なのは「それが安全なのか」です。サプリメントに含まれる副成分により、ショックになったり、アレルギーが起こったり、高血圧や脂質異常症になることがあります。また、効果があるかどうかは、大きな試験を踏まえないとわかりません。一般的に高価であり、経済的負担もあります。まずは、主治医の先生に相談してください。

期待が高まる遺伝子治療と再生医療の可能性

◆2014年度、順天堂にiPS治療を目指した研究室が誕生

パーキンソン病の新しい治療法として、研究が進められているのが遺伝子治療と再生医療です。

遺伝子治療というのは、遺伝子または遺伝子を導入した細胞を体内に入れて治療するというものです。

パーキンソン病では、2003年にアメリカで試験が実施されました。日本でも2007年、自治医科大学附属病院でパーキンソン病の患者さん6人に遺伝子治療が行われました。現在のところ、大きな副作用などはなく一定の効果は認められたようです。

そして、現在複数の施設で、その有効性を検討する治験を考えている段階です。ノーベル生理学・医学賞を受賞した京都大学の山中伸弥教授らによって発見された万能細胞「iPS」。このiPS細胞を使った治療の研究が各分野で進められているのは、新聞やテレビの報道などでみなさんもご存じでしょう。

iPS細胞はヒトの皮膚から作られる万能細胞。2014年に、世界で初めて目の難病である加齢黄斑変性の患者に、iPS細胞で作った目の組織が移植されました。

iPS細胞のパーキンソン病治療への研究も現在進行中です。パーキンソン病モデルのサルを使った実験では、運動機能の改善が確認され、2018年から京大で臨床治験が開始されています。

順天堂大学医学部脳神経内科も、iPS細胞を使った研究を進めています。

2012年には慶應義塾大学医学部岡野栄之教授の生理学教室の研究グループと共同で、パーキンソン病の患者さんからiPS細胞を作製し、病態（病気の状態）のメカニズムを再現することに成功しました。

これはパーキンソン病研究が新たな局面に入ったことを意味します。パーキンソン病の病態が解明できれば、いずれはパーキンソン病の進行をくい止めることにもつながると期待できます。

さらに2014年4月、順天堂大学医学部脳神経内科では、iPS細胞を使ったパーキンソン病の細胞移植治療の段階までを視野に入れた新しい研究室を発足させました。京大に次いでiPS細胞を使った細胞移植療法を視野に入れております。

順天堂大学はパーキンソン病に関しては非常に豊富な臨床経験があり、治療能力も高いと自負しております。

そんな「パーキンソン病の専門施設がiPSを使って、どんな成果が出せるか」。私自身も非常に大きな期待を抱いています。

◆解明が進めば、治療の選択肢がさらに広がる

「iPSを使ったパーキンソン病治療の研究が進行している」という報道がされると、病気に悩む人は「いつから使えるのか?」と思うことでしょう。

実際、「自分のパーキンソン病もiPS細胞を使って治療してほしい」と訴えてくる患者さんもいます。

他の病気に先駆けて移植が実施される加齢黄斑変性の治療でも、iPS細胞移植の目的は「安全性の確認」です。

同様に京大ではじまるパーキンソン病に対するiPS細胞を使った臨床治験も安全性の確認です。

再生医療によって、「見る力、視機能がどれぐらい改善するのか」はまだはっきりと

わかっていません。

パーキンソン病の場合も同様で、ｉＰＳ細胞でどの程度、有効な治療が提供できるかは未知数です。脳深部刺激療法（ＤＢＳ）などと同様に、一時的に動きの悪さなどの運動症状を改善して、いい状態の時期を数年間延ばすことは、おそらく可能でしょう。

ただし、すべての患者さんに適応があるわけではありません。

また、飲んでいる薬の量を減らすことができる可能性もあると思います。ですが、現時点では、「ｉＰＳ細胞を使えば、パーキンソン病を治せる」とまでは、言えないのです。

とはいえ、ｉＰＳ細胞を使った研究でさらに病態の解明が進めば、新薬の開発や新しい診断法の発見などにもつながるなど、多くの成果が期待できるでしょう。

今後のさらなる研究が待たれる分野だと思います。

第6章

リハビリテーションの重要性と家庭でできる簡単ケア

順天堂大学
医学部脳神経内科准教授
羽鳥浩三

パーキンソン病にとって治療と同じくらい重要なのが、「リハビリテーション」です。その開始時期は、早ければ早いほどよいといわれています。この章では、自宅でできる簡単な動作と行うときのコツ、そして「心のリハビリ」についても説明します

治療と同じくらい重要なのが、「リハビリテーション」

◆病気の診断をされたら、早くリハビリを開始したい

パーキンソン病の治療については、さまざまな研究が実施され、新薬が登場するなど、近年目覚ましく進歩しているといえます。

しかし、適切なタイミングで内科的・外科的治療を実施したとしても、その進行を完全に止めることはできません。

そこで非常に重要になるのが、「リハビリテーション」です（以下、「リハビリ」と表記する）。

内科的・外科的治療と併せてリハビリを実施すると、さらに症状をやわらげたり、改善が期待できるのです。そしてリハビリはできるだけ早く始めるのが理想的です。

パーキンソン病診療ガイドラインによるリハビリテーション(2018年)

エビデンス:運動療法は有効

効果的な運動例

- リラクゼーション
- 緩徐な頸部・体幹の捻転運動
- 緩徐な関節可動域訓練
- ストレッチング
- 背部の進展と骨盤の傾斜訓練
- 座位と姿勢制御
- 呼気と呼気相を意識した呼吸訓練
- 移動訓練(緩徐な移動、ベッドから椅子への移乗を含む)
- 反復運動を促進する自転車訓練
- リズムをもったパターンでの歩行
- 音刺激に合わせた歩行
- 立位バランス訓練
- エアロビック訓練
- ホームエクササイズ
- 筋力訓練

リハビリにもいろいろな方法がありますが、特に運動療法の効果が2018年のパーキンソン病治療ガイドラインで有効であることが示されました。

早期に体を動かす習慣をつけていれば、体力や心肺機能も維持できますし、腕や脚などの筋力、関節を動かせる範囲も保てるでしょう。

パーキンソン病になると、静止時の振戦（ふるえ）、筋強剛、寡動・無動、姿勢反射障害といった運動機能の障害が現れます。これらの運動機能が障害されると、体を動かしにくくなるので筋力が低下します。

筋力が低下するとさらに体を動かさなくなるので、運動機能の障害がより進んでしまう心配があります。しかし、リハビリをしっかり行っていれば、こうした廃用症候群（体を動かさないことで、筋肉が萎縮したり、筋力が低下し、心身の機能が低下していくこと）のような状態になることも防げるでしょう。

適切な運動療法を続けていると、神経の栄養をつかさどる因子や神経をしなやかに保つ物質が出るともいわれています。

また、リハビリをすることは、患者さん本人やご家族が積極的に病気と向き合うことにもつながります。パーキンソン病の症状の改善には、本人の前向きな姿勢、積極性がたいへん大きく影響します。

リハビリを開始するタイミングとして、理想的なのは「パーキンソン病と診断されたら、すぐに」です。

しかし、「パーキンソン病に気づくのが遅れてしまい、リハビリのスタート時期が遅れたから、もう手遅れ」なんていうことはありません。リハビリは、「気づいたときからやる」「やれるときからやる」のでも、十分効果があります。

◆楽しくやってこそ、リハビリは効果がある

では、どんなリハビリをやればいいのでしょうか。

残念ながら「これをすれば、すべての患者さんの症状の改善につながる」というような魔法のエクササイズはありません。

ただ、多くの患者さんに効果があると考えられるリハビリはもちろんありますので、そのうちのいくつかを紹介します。

「病気の進行と向き合い、症状を改善するためにリハビリが必要」と言うと、みなさんは「何をやればいいのか」と内容にばかり目を向けます。

意外に思われるかもしれませんが、リハビリで一番大事なことは、患者さんご自身が「楽しく取り組むこと」です。

どんなに症状の改善効果が高いと思われるプログラムでも、患者さん自身が「つらい」「やりたくないけれど、仕方ない」と思っているのでは、なかなかいい結果につながりません。

ですから、パーキンソン病の患者さんを持つご家族は、「症状改善にいいんだから、やらなくちゃだめ」と無理強いするのではなく、患者さん自身が楽しみながら、継続できるようにもっていってあげてほしいと思います。

◆発症後も長く、元気に過ごすため「心」にもリハビリを

リハビリの目標は筋力を維持すること。そして関節の動く範囲をしっかりと保つことです。

筋力が低下すると、姿勢バランスもとりにくく、転びやすくなります。転びやすくなると、外を出歩くのがおっくうになるので、家に閉じこもりがちになります。使わなければ筋力はますます低下しますから、やがて寝たきりになってしまうわけです。

これはパーキンソン病の患者さんに限ったことではありません。たとえ病気ではなくても、高齢になって体を動かさなければ、どんどん全身の機能は低下していき、やがて認知症なども招きかねません。

逆に、パーキンソン病になったとしても、治療とリハビリをしっかりと行うことで、元気に日常生活を過ごせるのであれば、何の問題もないと思いませんか?

実際、私が診ている患者さんの中には、発症後10年、15年という時間が経っているのに、元気に自分の足で外来に通っている人がいます。

いっぽう、年月の経過とともに、症状が進行して寝たきりになってしまう人がいるのも事実です。では、その差はどこにあるのでしょうか?

その一つの可能性として、私は「心の強さ」の差が予後に影響しているのではないかと考えています。臆することなく、今まで通り音楽や旅行、可能であればスポーツなど日頃から行っていた趣味を継続する気持ちを持って生活習慣を保つことが大切です。

発症から長年にわたり元気に過ごしている人たちは、薬や体のリハビリと同様、自ら率先して心のリハビリを行っているのです。パーキンソン病では、よく知られている動きの悪さなどの運動症状に先立って、嗅覚や睡眠の異常、疲れやすい(疲労感)、元気が出ない、やる気が起こらない（うつ）などの非運動症状が早い時期から出てくるともいわれています。この非運動症状に対しても、リハビリ、特に運動療法の有効性が示されています。

これらの症状に強い心で前向きに立ち向かうためにも、「心のリハビリ」がとても重要なのです。

心が弱くては日々の運動にも身が入りません。

◆病気である事実は受け入れ、「病人」にならない

では、心のリハビリは、何をすればいいのでしょうか？

まず、自分の心の状態をチェックしてみてください。たとえばテレビのお笑い番組や落語を家族と一緒に見てみましょう。家族みんなが笑っているときに、自分も一緒に笑えますか？

もちろん、笑いのツボは人それぞれですから、「おもしろい」「おかしくてたまらない」と感じるポイントには個人差があるでしょう。

でもたとえば、古典的な落語や落語家の小噺(こばなし)などを聞いたり、見たりしているのに、

「何だかちっともおもしろくない」

と感じたら要注意。

素直に、「ああ、おもしろい」と思えれば大丈夫。

つまり、

「おもしろいことをおもしろい」

「楽しいことは楽しい」

と感じられなくなっていたら、あなたの心にはリハビリが必要なのです。

「おもしろいことをおもしろい」と感じられない理由の一つに、

「病気のことがいつも頭から離れない」

ことがあげられるでしょう。

この状態を放っておくと、心はどんどん悲観的なほうに傾いていきかねません。

たとえば、

「手がふるえるのを他人に見られると、パーキンソン病だと思われる」

「パーキンソン病でかわいそうなんて思われたくない。恥ずかしい」

「そんな思いをするのなら、外になんて出たくない」

と、負の連鎖にはまるのは簡単です。

心がそんな状態であれば、体の症状もどんどん進行してしまうでしょう。

パーキンソン病という病気自体はゆっくりと進む病気ですから、日々の生活での患者さんの気持ちや体調によっては、病状が本来の症状以上に重く感じられたりします。

逆もしかりです。

パーキンソン病であるという事実は変えられません。

ですから、「病気である」という事実を受け入れつつ、「病人になりきらない」ことが大事。ユーモアの精神や心から楽しんで笑うことは、精神や体にかかわる脳の様々な部位の機能を高める可能性が示されています。

こう私が言うのも、パーキンソン病になっても、治療とリハビリでふつうの人と同じように社会生活は送れるからです。

ウォーキングや体操などの運動を楽しく行うことは、心のリハビリにもつながります。そして運動に関するリハビリを続けることで、体の動きもよくなります。

体の動きがよくなれば、

「臆することなく、外に出よう」

「積極的に生活を楽しもう」

という前向きな気持ちになる、つまり心を元気にすることにもつながるのです。

症状の改善、体の機能維持にリハビリは欠かせない

◇パーキンソン病の患者さんに「安静」は要らない

病気になると、よく「安静に」と指示されます。しかしパーキンソン病は安静にする必要はなく、むしろ安静にしているとどんどん症状が進んでしまいます。

体を動かさずにいると、使わない筋肉は衰え、関節はどんどんかたくなっていきます。また、体を動かさないと全身に回る酸素や血液の循環が悪くなり、さまざまな臓器の機能も衰えていくでしょう。腎臓や腸の動きも悪くなり、便通も悪くなります。

体を動かすと、肉体的な利点だけではなく、精神的な利点もたくさん得られます。ストレッチや運動をすると気分がすっきりさわやかになり、気分転換ができます。

また、ある程度目標を掲げて運動をすれば、達成感や満足感も得られるでしょう。運

動後の体は軽い爽快感が得られ、夜もぐっすり眠れるはずです。

実はパーキンソン病の患者さんにとって、十分な睡眠をとることはとても大事。夜しっかりと眠れると、

「翌朝の体の動きがいい」

と多くの患者さんが言います。

私の外来でも、

「病気がいっきに進んだのかと思うほど、調子が悪い日もあれば、すごく調子のいい日もある。どうしてなんだろう?」

と患者さんにしばしば質問されます。

細かく話を聞くと、やはり「ぐっすり眠れた翌朝は調子のいい日」だと言うのです。

これは入院患者さんでも同様です。

「先生、今日は何だか、調子が悪い」と言う患者さんには、「夜、眠れましたか?」と

聞くと、たいてい「そういえば……」という答えが返ってきます。

質のよい睡眠を得て、症状を軽くするという意味でも、適度に体を動かすことは非常に重要なのです。

◆毎日のリハビリで廃用症候群を防ぎたい

「処方された薬をきちんと飲む」ことはとても大事ですが、これは受け身の治療といえるでしょう。

いっぽう、リハビリは患者さん本人が直接関わる治療法なので、本人に「積極的に病気と向き合う」姿勢がないと継続できません。そしてこの「積極的な気持ち」が、症状改善効果を高めるのです。

パーキンソン病になると、体が動かしにくくなります。でも、「動かしにくいから、動かさない」でいると、筋力が衰えてますます「動けない」「動かない」という悪循環に陥り、最悪の場合は寝たきりになってしまうこともあります。

こうした事態を招かないためにも、自分に合ったリハビリを行うことが大事です。できるならば最初は、病院や介護保険を利用したデイサービスなどを利用して、自分の体の状態を診てもらい、必要なプログラムを指導してもらうと安心です。集中的に専門家の理学療法を受けることで、歩行や姿勢、体のバランスなどは改善できるでしょう。

そして自宅でも運動をする習慣を持ちましょう（おすすめの運動は152〜164ページを参照）。

体を動かさないことで現れる廃用症候群

■筋肉	・筋肉の萎縮 ・筋力の低下
■関節	・変形や拘縮(こうしゅく) (関節が動かない)
■骨	・骨粗鬆症(こつそしょうしょう)
■循環器	・起立性低血圧 (立ちくらみ)
■精神	・うつ状態 ・認知機能の低下
■消化器	・食欲低下、便秘
■皮膚	・床ずれ

ゆっくり、「気持ちいい」と感じながら体を動かすといい

●体を「伸ばす」「ひねる」、この2つの動作が大事

パーキンソン病のリハビリのポイントになるのが、「伸展」と「回旋」という2つの動きです。この2つは、リハビリを行ううえでパーキンソン病のどのステージ（重症度）の患者さんにも必要なたいせつな動きです。ゆっくりと大きく体を意識して動かすことがたいせつです。

1、「伸展」というのは体を伸ばす動き

2、「回旋」は体をひねる、回転させる動作

この2つの動作がいっぺんにできるのが、153ページで紹介する「仮面ライダーになったつもり体操」です。この体操は立って行ってもいいし、椅子に座って行ってもか

リハビリのポイントは「伸展」と「回旋」

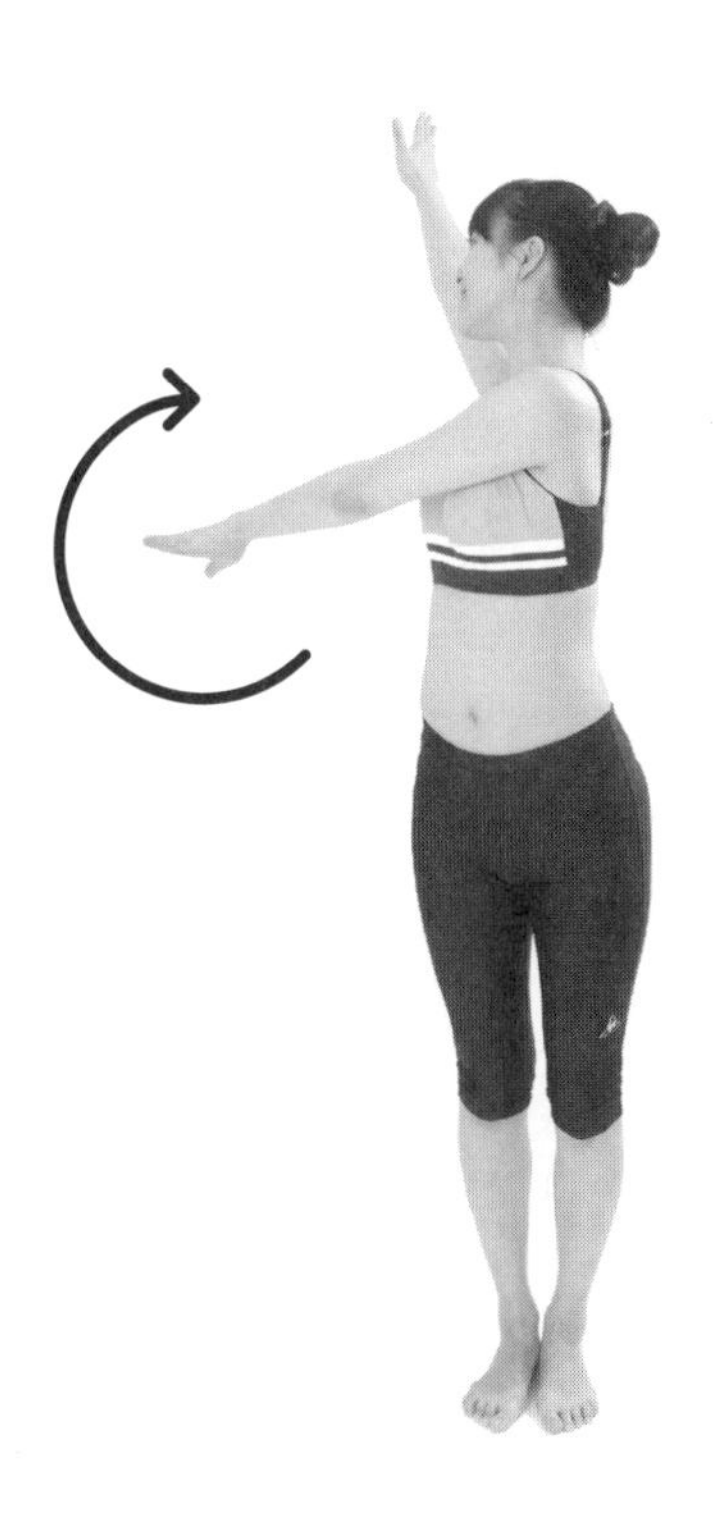

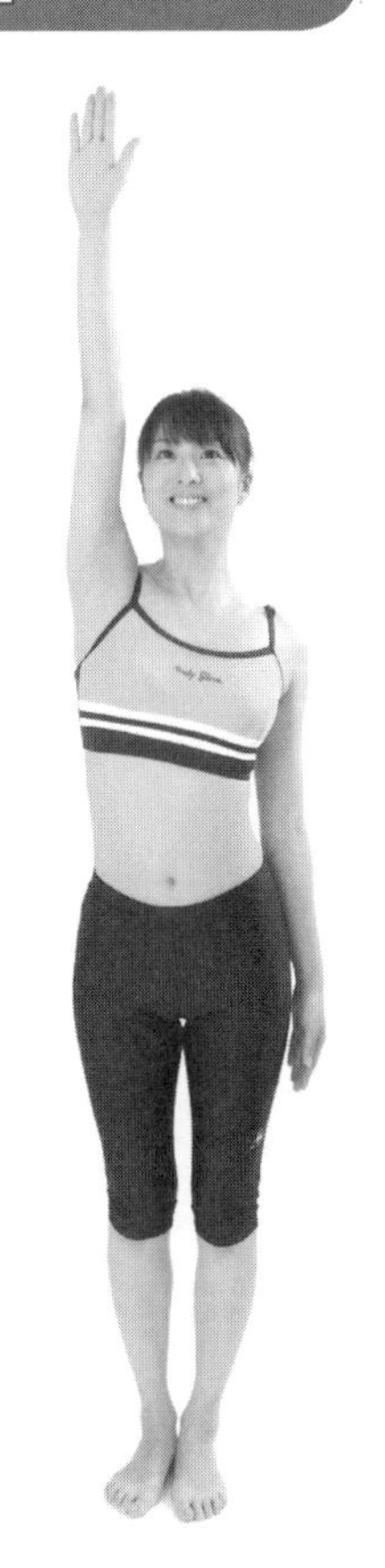

回旋

体の中心の軸は動かさず、左右にひねる動き

伸展

腕をぐーっと持ち上げて、体を伸ばす動き

まいません。

そして、この体操に限らず、ストレッチなどを行うときは、ゆっくりと体を動かすよう意識してください。ゆっくりと体を動かすためにはある程度の筋力が必要なので、こうした運動は筋力の改善にもつながるでしょう。太極拳やヨガなど、動きのゆっくりとしたエクササイズが「パーキンソン病のリハビリに役立つ」という報告もあります。

筋力をつけるには、下半身の大きな筋肉を鍛えることが効率的です。おすすめはプールの中を歩く水中歩行や自転車をこぐ動作をするエアロバイク。バランスボールに座るのも下半身の筋肉のトレーニングにはいいでしょう。

体操などで体を動かすときは、「楽しくやること」を心がけましょう。いくら体にとっていい動きでも、「リハビリしないと怒られるから」などとイヤイヤやるのではだめ。「体がぐーっと伸びて、気持ちいいなあ」など、動きや、体を動かすことそのものを楽しんでください。

◆カラオケやボイストレーニングなどで大きな声を出すのもリハビリになる

パーキンソン病の患者さんは、繊細でまじめな人が多いようです。

そのため、「手がふるえる」「転びそうになる」などの運動障害があることを恥ずかしく感じて、「人にそんな姿を見られたくない」と家にこもりがちです。

でも、病気であることを恥ずかしがったり、臆病になったりせず、どんどん外に出て、日常生活もしっかり楽しんでほしいと思います。体のリハビリと同時に、「前向きに」「明るく」という、心のリハビリも、パーキンソン病の治療ではとても重要なのです。

パーキンソン病の症状の一つとして、話す声が小さくなること（「ウィスパーボイス」「ミクロボイス」などと呼ばれています）があります。

「声を出す」「呼吸をする」ときは、肋骨と肋骨との間にある肋間筋、胸鎖乳突筋、斜角筋などの筋肉が働き、胸郭がしっかりと動く必要があります。

しかし、パーキンソン病になると、筋力が低下するため、こうした筋肉の動きも悪くなり、声が小さくなったり、吃音（きつおん）になったり、嚥下障害（飲み込みの悪さ）が起きたりするのではないかと考えられています。

これらの筋肉を鍛えるために、役立つのが「カラオケ」です。カラオケで大きな声を出して歌うのはリハビリにもなりますし、好きな曲を歌えばよい気分転換にもなるので一石二鳥です。ボイストレーニングで声を出すのもいいでしょう。

舌を動かすのも、おすすめです。163ページの「ベロ回し」もいいですし、舌を前後に動かすだけでもいいので、ぜひ試してみてください。

飲み込みにくさを感じている人は、こうした口や舌の運動を食事の前にやってみるとよいでしょう。

最も身近ですぐにできるリハビリは「歩くこと」

◆「寝たきり」になるのがイヤなら、毎日歩こう

いつでも、どこでも、特別な道具がなくても始められるウォーキングには、たくさんの効果があります。

みなさんがよく知っているのは脂肪燃焼効果、つまり「ウォーキングはダイエットにいいらしい」ということでしょう。なぜ、ウォーキングがダイエットに効果的かというと、大きな筋肉をたくさん使うからです。

大きな筋肉をたくさん使うということは、それだけエネルギー消費も多くなります。ふだん、私たちはあまり意識しませんが、歩くときは大腿四頭筋(だいたいしとうきん)、大腿二頭筋(だいたいにとうきん)、前脛骨筋(ぜんけいこつきん)、下腿三頭筋(かたいさんとうきん)などの脚の筋肉、さらに腰の筋肉や腹筋、腕の筋肉などたくさんの筋肉

を使っているのです。そして、これらの下半身の筋力を強化することが、衰えた神経の機能を蘇らせる効果につながる可能性も示されています（神経可塑性*）。

またウォーキングは自分のペースでしっかりと呼吸をしながら行う有酸素運動です。つまり、ウォーキングは「筋力をつけること」と「心肺機能を鍛えること」の2つがいっぺんにできるのです。

しっかり呼吸をするということは、先ほど説明した肋間筋、胸鎖乳突筋、斜角筋などの筋肉が働き、胸郭がしっかりと動くということ。

つまり、ウォーキングはパーキンソン病のリハビリとしても、非常に効果があるのです。

私はふだんから患者のみなさんに「歩くことの大事さ」を繰り返し、お話ししています。パーキンソン病の患者さんにとって、一番心配なのは、

「病気が進んで、寝たきりになってしまわないか」

＊神経回路や神経どうしをつなぐシナプスが行動や環境などの入力に反応して変化する能力

ということでしょう。

寝たきりにならないためには、とにかく「自分で歩く」という状態を維持することが大事。

私は患者さんたちに繰り返し、

「できるだけ足の力を落とさないように」

と言います。

では、1日にどれくらい歩けばよいのでしょうか?

病気の進行度による、おおよその目安をあげておきましょう。

あくまで目安であり、これで「完全によい」というものではありませんが、参考にしてください。

1日に歩きたい距離と時間の目安

ヤールI〜V度については73ページ参照

ヤールI〜II度（まだ病気があまり進んでいない段階）
ふつうの人と同じように、1回40分のウォーキングを週3回以上が目標

ヤールIII度
転びやすくなったら要注意!　転倒しないように意識して、毎日100メートル以上歩くのが目標

ヤールIV度
家族などに付き添ってもらって、少しでも長い距離を歩きましょう。毎日100メートル以上歩けたらたいしたものです

ヤールV度
家族などに介助してもらって、少しでも毎日歩くのが目標。もし、歩けない場合はベッド際に座り、立ち上がる練習をして、寝たきりにならないように

※歩くときに、「いち、に、いち、に」と声を出したり、誰かに声をかけてもらったり、行進曲などの音楽に合わせて歩くのもよいでしょう。歩くときは前かがみにならず、「背筋を伸ばす」「胸を張る」ことを意識して。一人で歩くのが困難になったときは、歩行器を使うとよいでしょう

飲み込みが悪くならないように、口周りのリハビリも行いたい

◆嚥下の働きが衰えると、肺炎などの問題が起こりやすくなる

パーキンソン病になると、飲み物や食べ物の飲み込みが悪くなる「嚥下障害」が起こってきます。

最初は目立たないのですが、「嚥下障害はパーキンソン病の初期の時期から起こる」という報告が多くされています。

とくに、「口に入った食べ物や飲み物がうまく飲み込めない」といった自分でもわかるような嚥下障害は、病気の中期以降に目立ってくる症状です。

「飲み込みにくいから」と焦ると、よけいにうまく飲み込めず、飲み物や食べ物が気管内に入ってむせてしまいます。

実は嚥下運動（食べたものを胃に送り込む一連の動作）は、かなり複雑な仕組みで行われています。口に入った食べ物は患者さんの口の中で噛みくだかれ、のどの奥へ運ばれ反射的に飲み込まれます。そうして、最終的に食道へ運ばれます。

この一連の嚥下運動がうまくできない、自動車のギアのシフトにたとえれば、さまざまな原因でスムーズにギアのシフトができないことが、パーキンソン病の誤嚥（飲み物や食べ物が食道ではなく、気管に入ってしまうこと）の原因となるのです。

嚥下機能が衰えて誤嚥を起こすと、命を落とす原因になる誤嚥性肺炎の危険性が高まります。口の中の細菌が肺まで到達して炎症を起こし、肺炎を起こす原因となるからです。

しかし、嚥下障害は薬ではなかなか改善させることができません。

嚥下機能の低下を防ぐためには、病気の初期から、162〜164ページで紹介する「アイウエオ体操」「ベロ回し」や「あっかんべー体操」などを試してみるとよいでしょう。

口の中を清潔にしておくことも大事です。舌苔（ぜったい）や歯石がたまっていると食欲がなくなったり、嚥下に必要な感覚が鈍ったりするので、誤嚥を招きやすくなります。

氷、アイスクリーム、冷やしたゼリーなど、冷たいものをとるようにして、1日に1回のどを刺激すると効果が期待できます。

自宅でできる簡単リハビリ体操はこんなにある

◆回数は少なくてもいい、毎日続けることが大事

ここでは、自宅でできる簡単リハビリのための体操を紹介しましょう。

各体操に、一度に行う回数の目安を記してあります。この回数を1セットとして、楽しくできるのなら、何セット行ってもかまいません。一度にたくさんの回数をやろうとがんばる必要はありません。回数は少なくてもいいので、毎日体を動かしましょう。

これらの体操は家族や介護者と一緒に行ったり、鏡の前で行うことも効果的。相手の動きを目で見たり、鏡で自分の動きを確かめられるからです。パーキンソン病の患者さんは、自分の動作が小さくなっていることに意外と気づいていないのです。

「伸展」と「回旋」が入ったおすすめ体操

「変身!」のポーズを真似て 仮面ライダーになったつもり体操

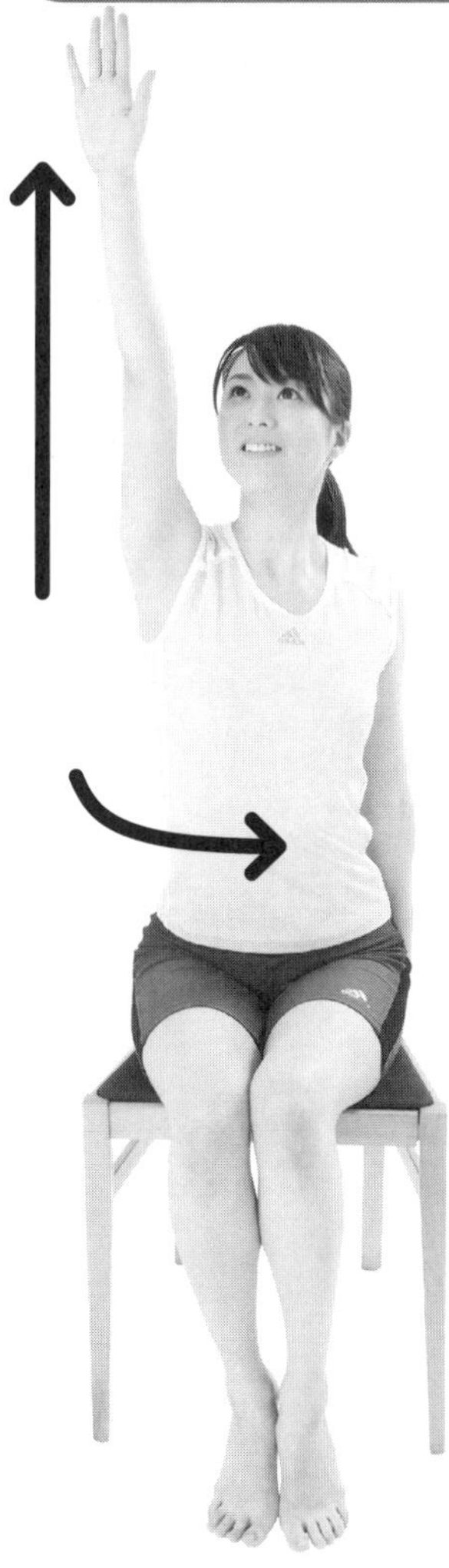

椅子に座った姿勢で

この体操は立った姿勢でもできますが、立った姿勢では体操ができない、不安な人は、椅子に座って行いましょう

1 椅子に座り、左手は椅子をつかむ。右手をまっすぐ上に上げ、体を左側にひねる

ポイント

片手でしっかりと椅子につかまる

椅子の上で大きく腕を動かします。危なくないよう、片手は椅子の背や座面を握って、行いましょう

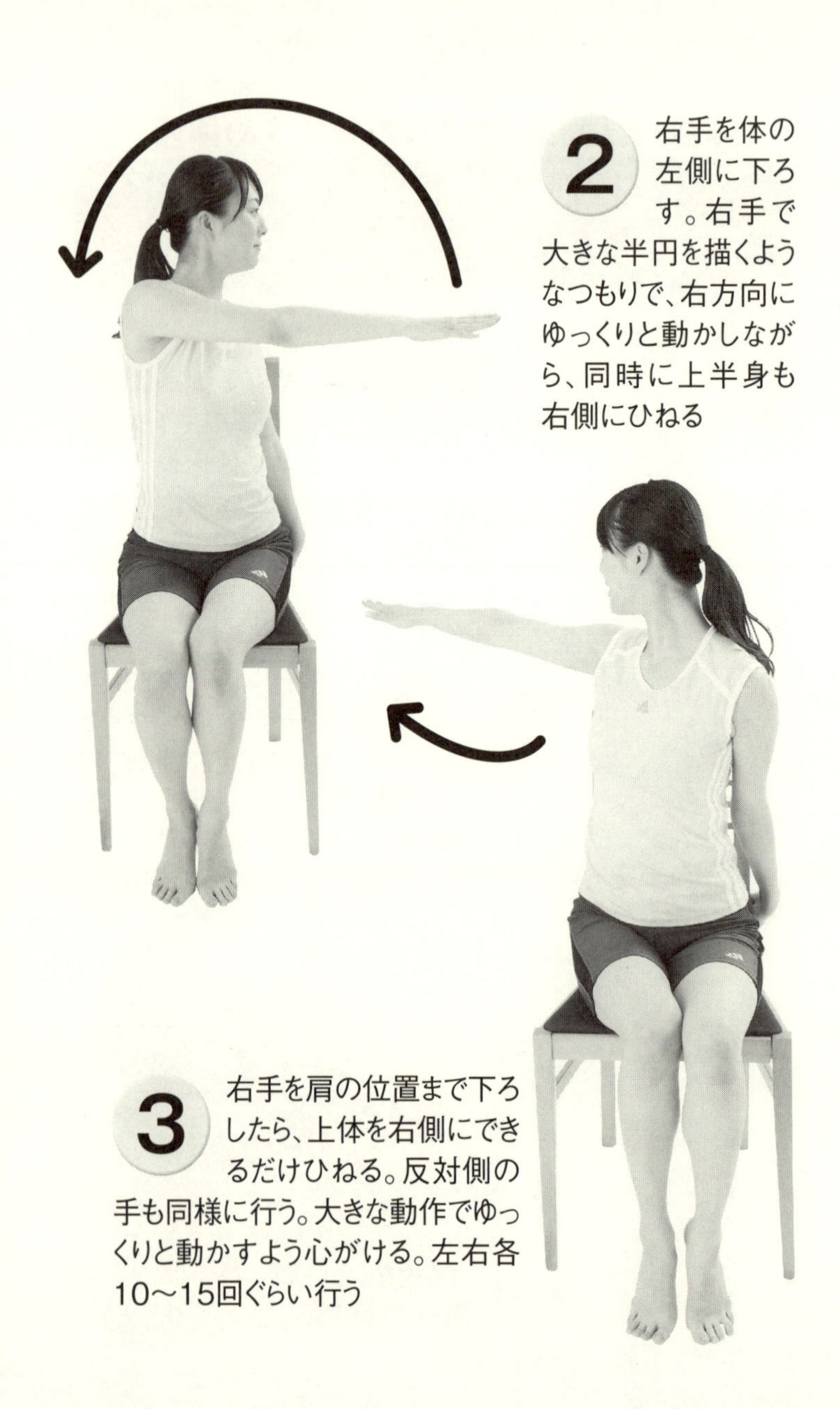

2 右手を体の左側に下ろす。右手で大きな半円を描くようなつもりで、右方向にゆっくりと動かしながら、同時に上半身も右側にひねる

3 右手を肩の位置まで下ろしたら、上体を右側にできるだけひねる。反対側の手も同様に行う。大きな動作でゆっくりと動かすよう心がける。左右各10～15回ぐらい行う

簡単「手の体操」

1 グーパー体操

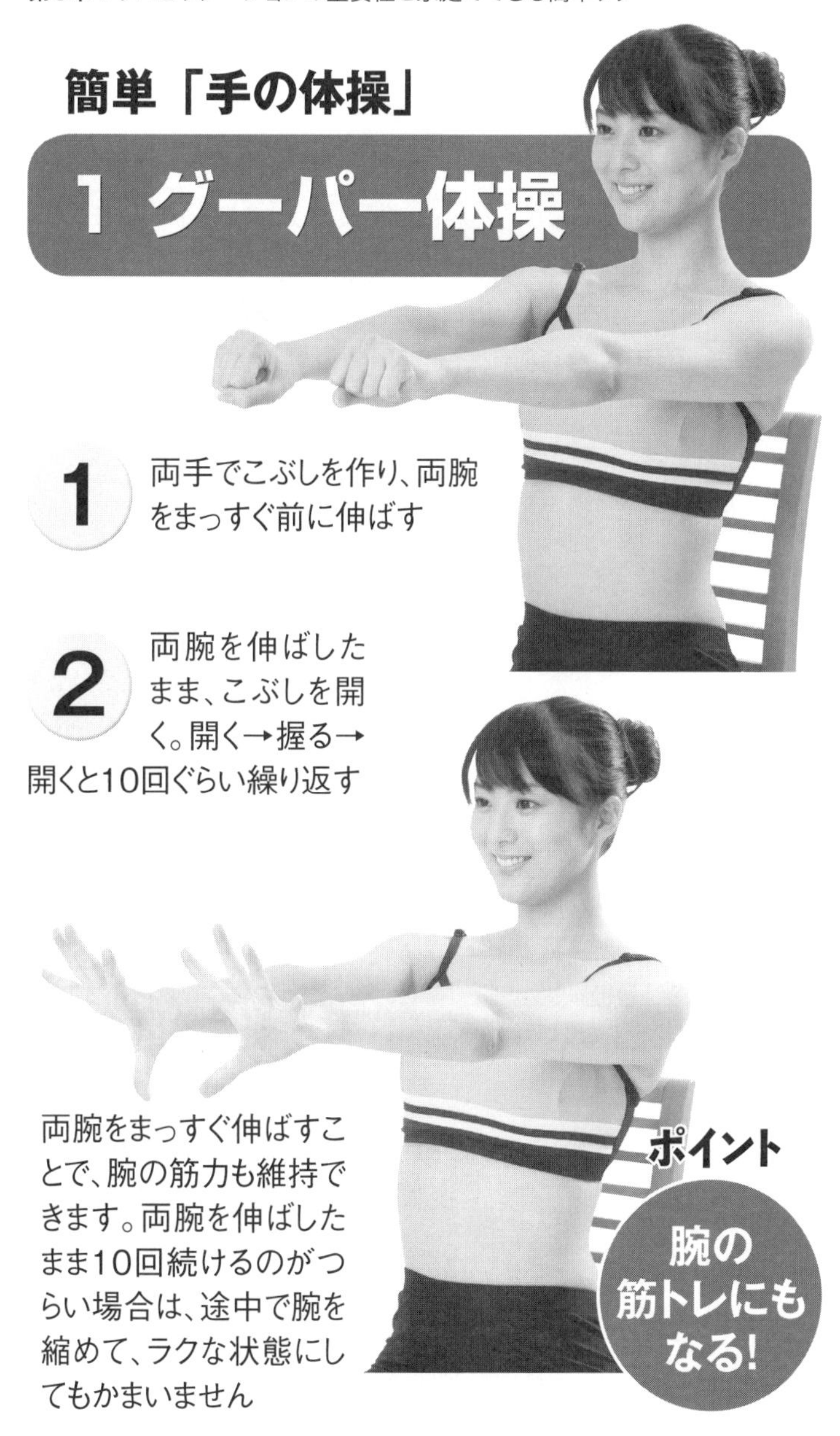

1 両手でこぶしを作り、両腕をまっすぐ前に伸ばす

2 両腕を伸ばしたまま、こぶしを開く。開く→握る→開くと10回ぐらい繰り返す

両腕をまっすぐ伸ばすことで、腕の筋力も維持できます。両腕を伸ばしたまま10回続けるのがつらい場合は、途中で腕を縮めて、ラクな状態にしてもかまいません

ポイント

腕の筋トレにもなる!

簡単「手の体操」

2 キラキラ星体操

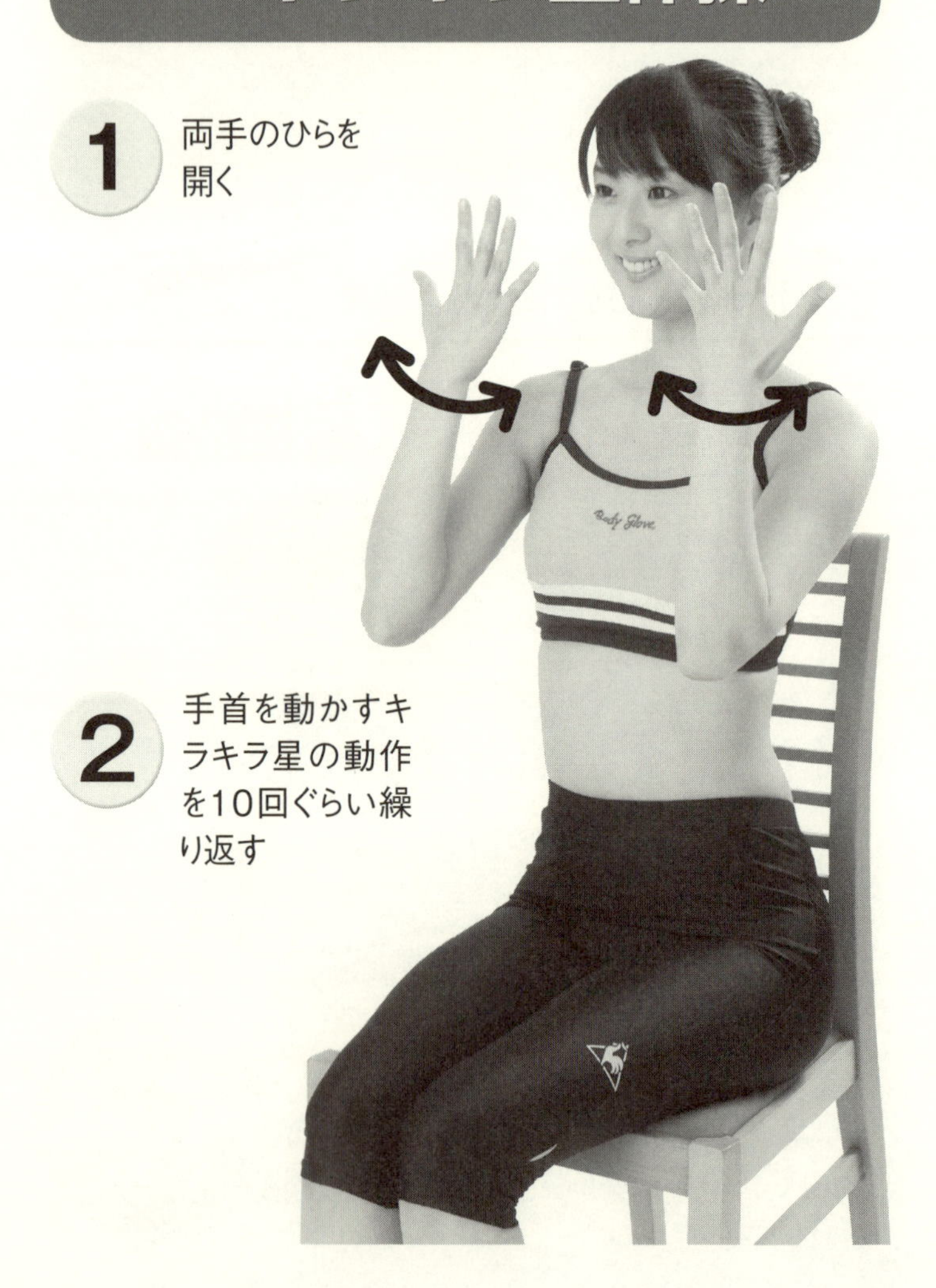

1 両手のひらを開く

2 手首を動かすキラキラ星の動作を10回ぐらい繰り返す

簡単「手の体操」

3 親指さん「こんにちは」

1 右手の親指と人さし指の指先を合わせる

2 次に親指と中指、親指と薬指、親指と小指と、順番に行う

3 左手の指でも同じ動きをする。左右各10回ぐらいを目安に

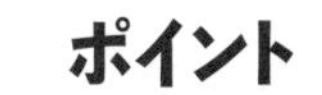

片手ずつ行ってもいいし、両手同時に行ってもいい

簡単「手の体操」

4 手のひらパタパタ

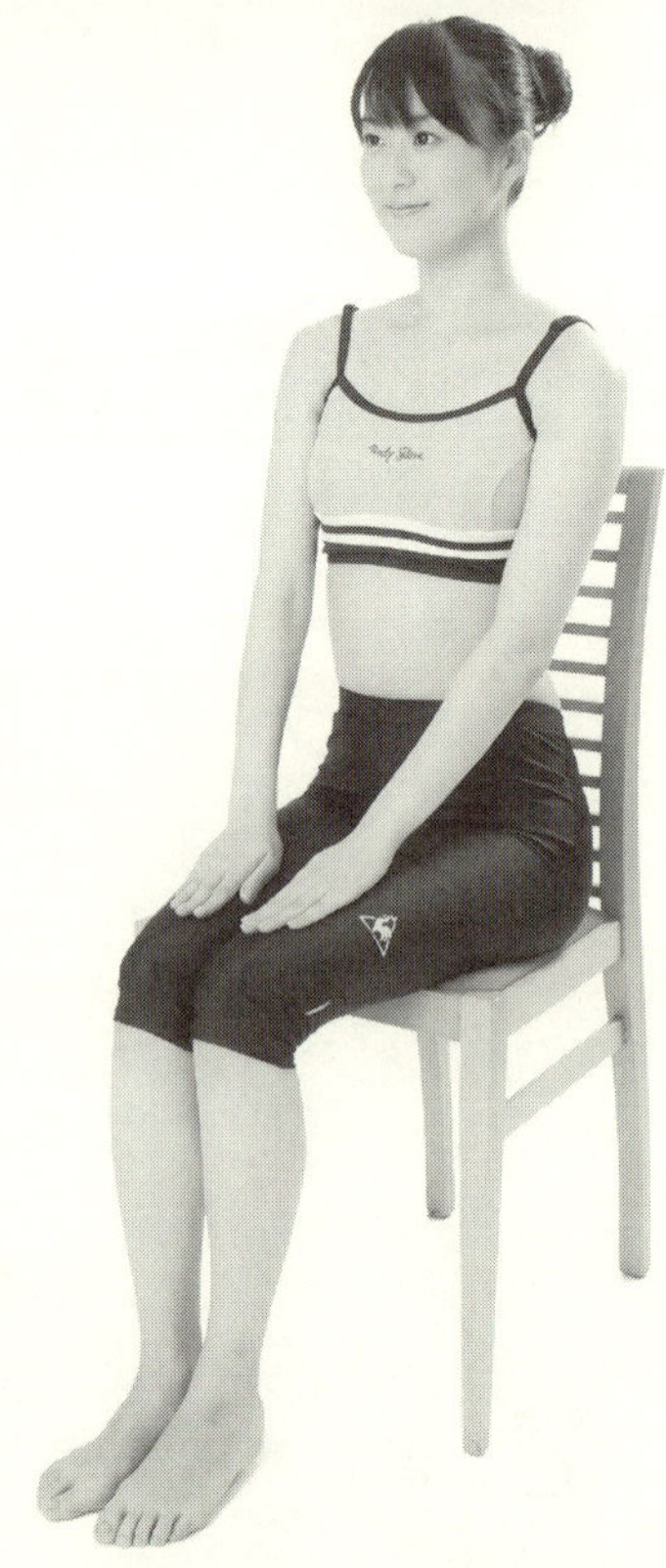

1 椅子に座り、両手のひらを太ももの上に置く

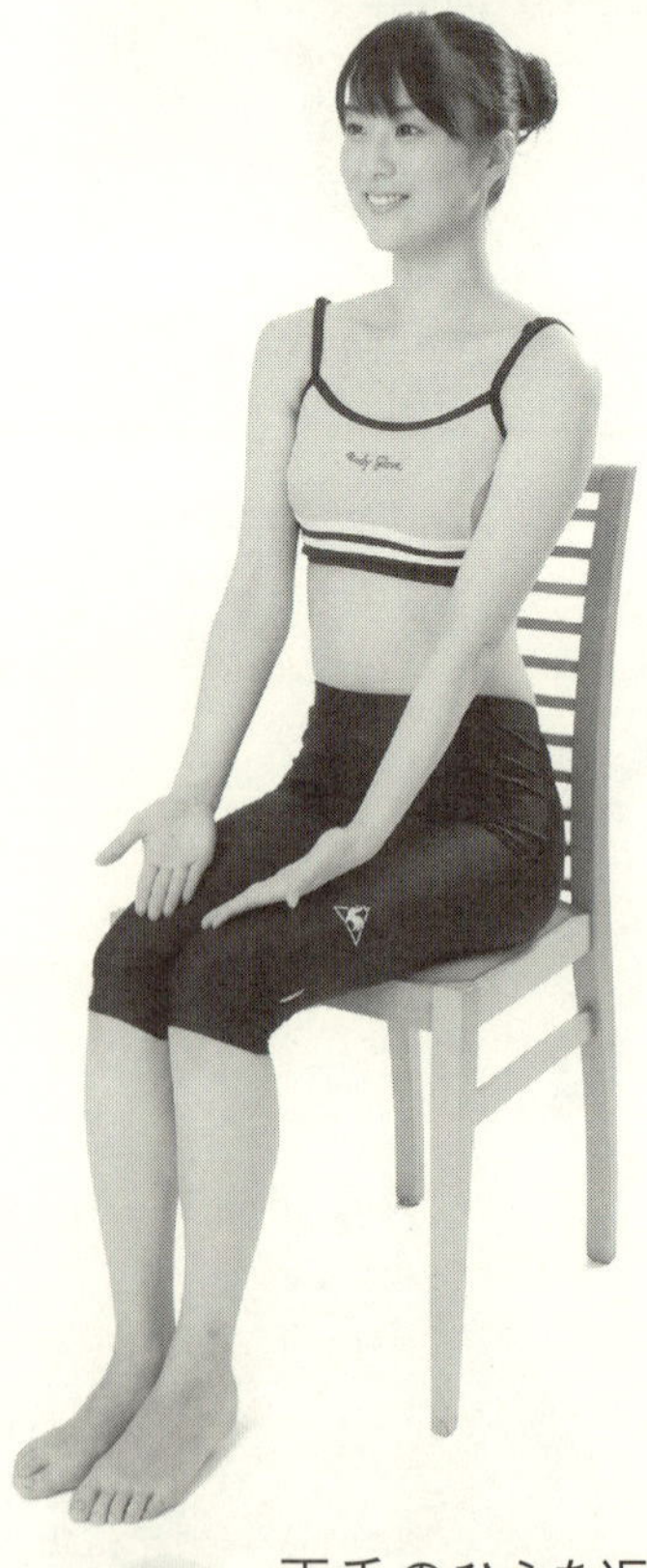

2 両手のひらを返し、手の甲を太ももの上に置く。①→②を10回ぐらい繰り返す

簡単「手の体操」

5 腕伸ばし

腕をゆっくりと前に伸ばし、ゆっくりと曲げる。
10回ぐらい繰り返す

ポイント

1 患者さん本人は「伸ばしている」と思っても、きちんと伸びていないことがよくあります。動きを鏡に映して確認したり、家族にチェックしてもらうこと。伸びきっていなかったら、家族が手を貸して、しっかり伸ばしてあげましょう
2 パーキンソン病になると、腕を曲げる力よりも、伸ばす力のほうが弱くなります。腕をしっかりと「伸ばす」運動をしましょう

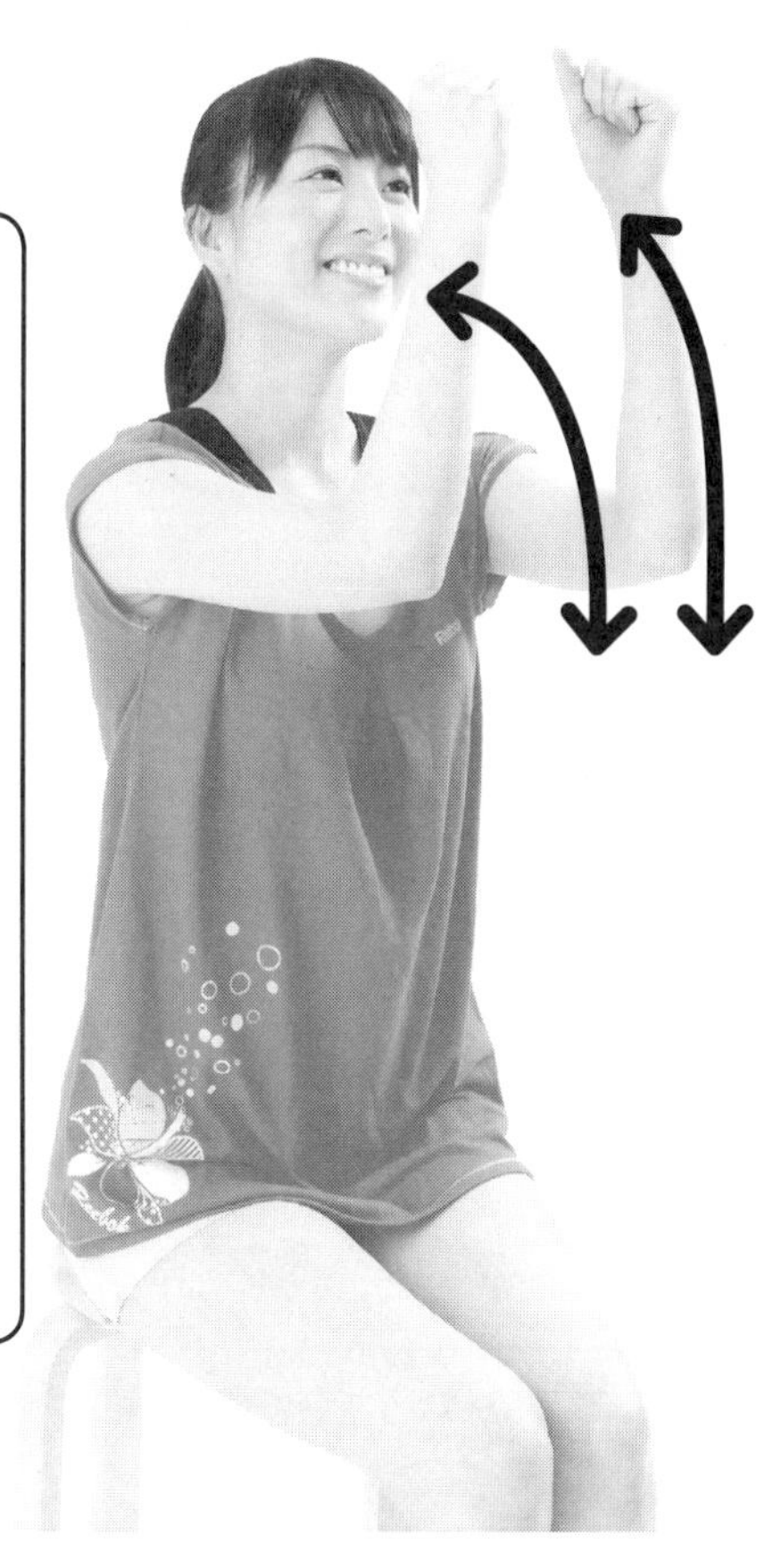

簡単「脚の体操」

両脚くるくる

あおむけに寝ころがる。両脚を持ち上げて、自転車をこぐようにくるくると回す。10回以上

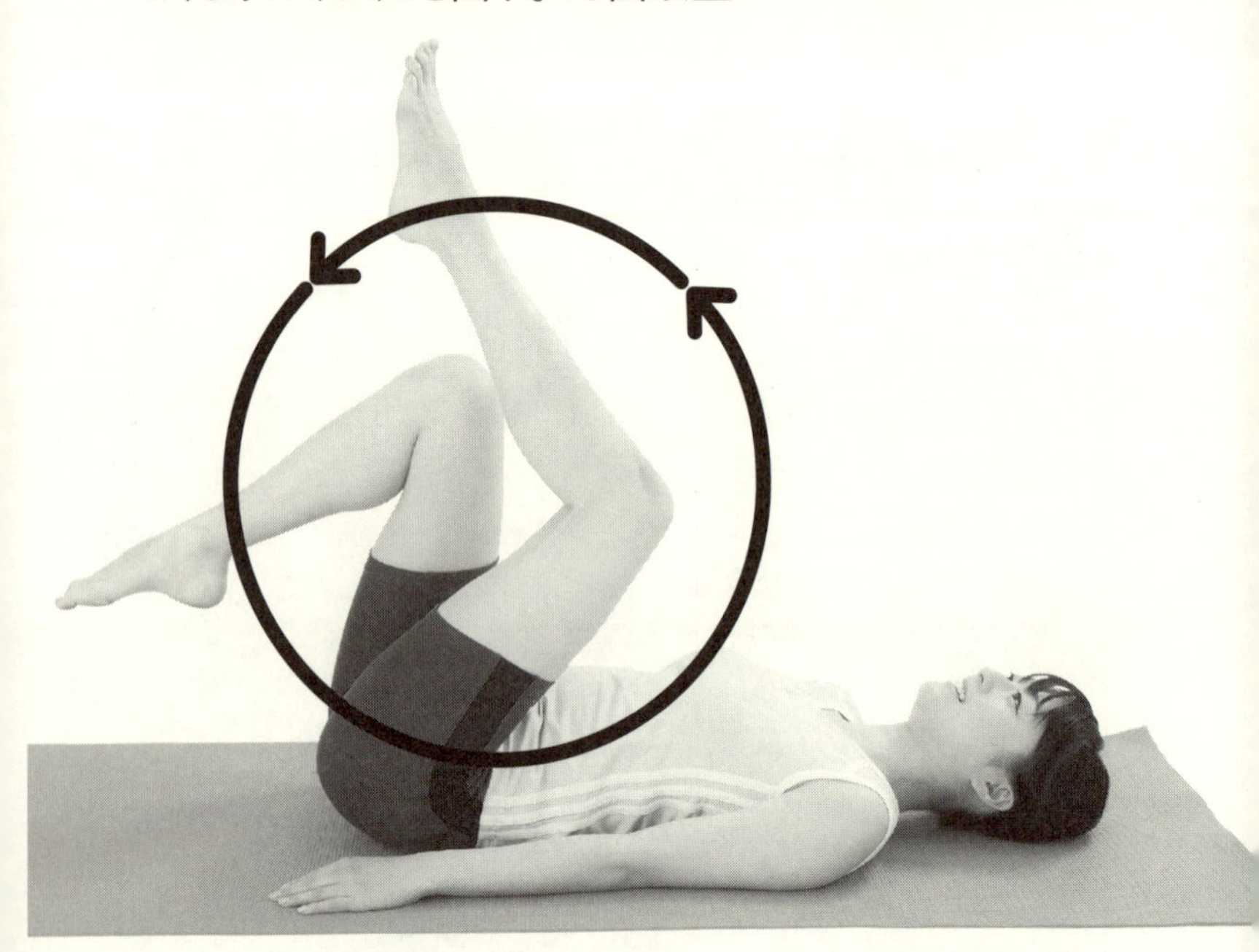

ポイント

エアロバイクをこぐのと同じような運動効果が得られます

簡単「柔軟体操」

上体前倒し

立った姿勢のまま、上体をゆっくり前に曲げる。
できるところまででかまわない

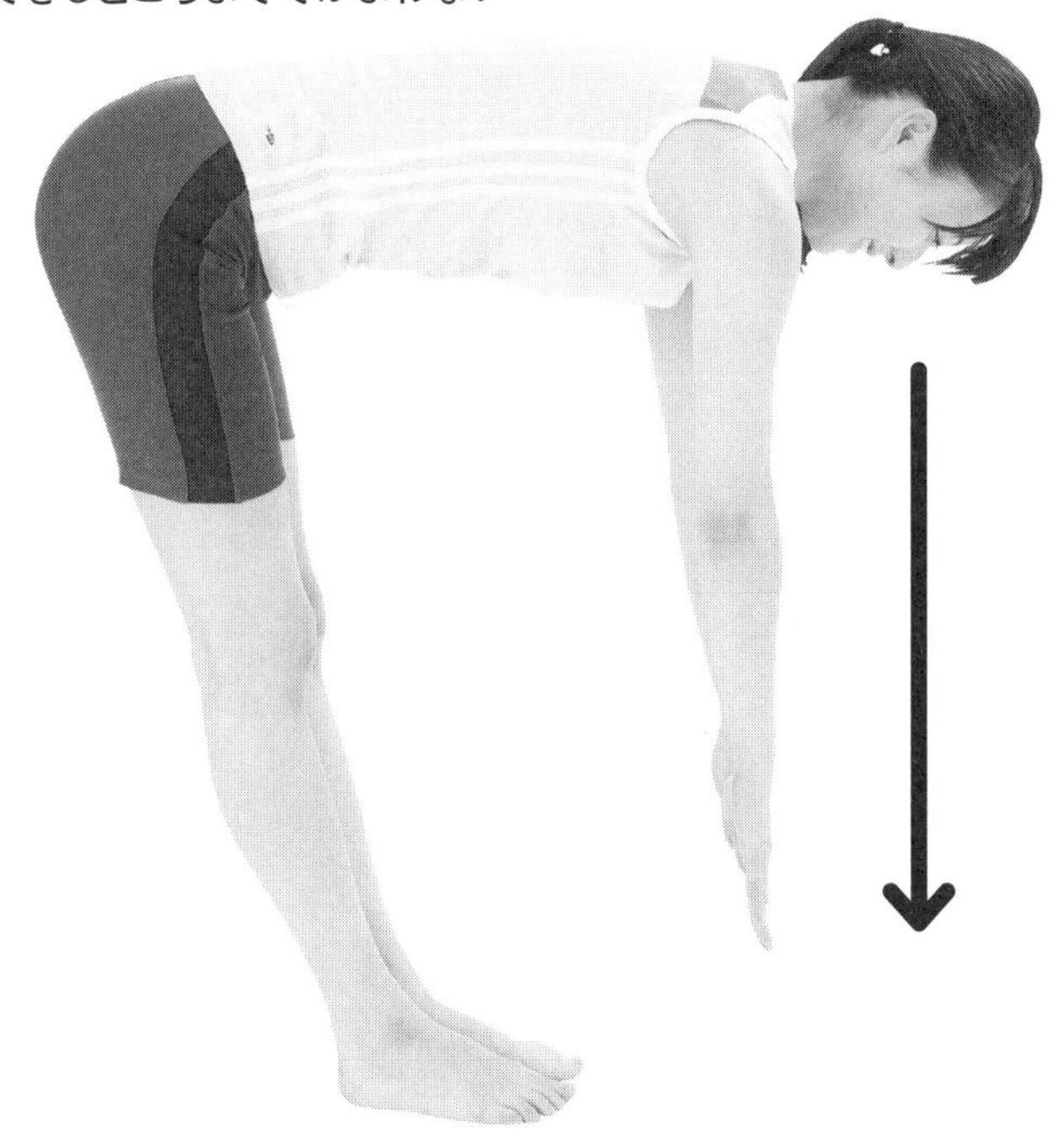

ポイント

1 足を10～20センチ開くと、体が安定します
2 転倒の不安がある人は、椅子に座って行うといいでしょう。10回ぐらい繰り返す

簡単「口周りの体操」

1 アイウエオ体操

「ア」「イ」「ウ」「エ」「オ」と大きな声で、
はっきりと発音します

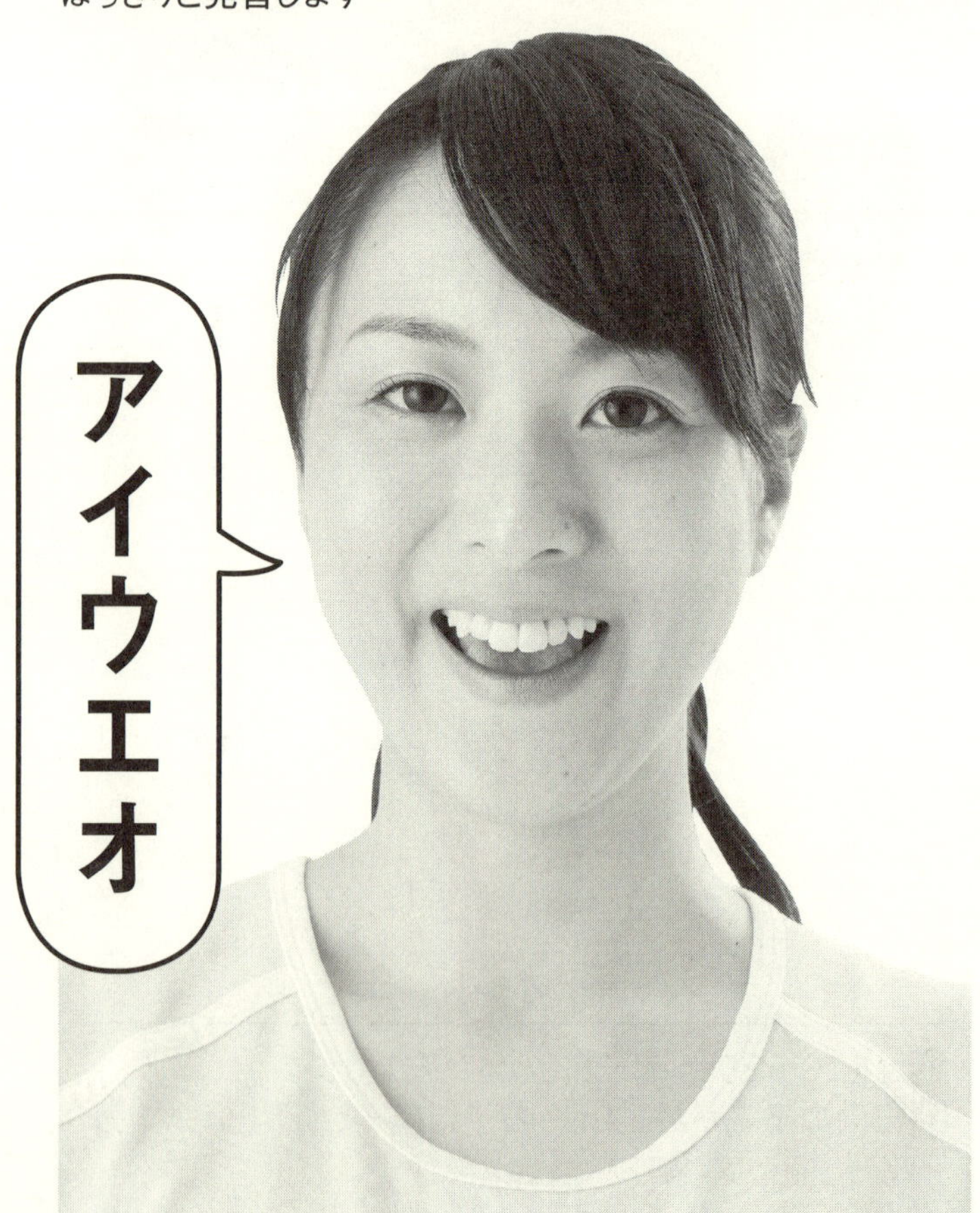

簡単「口周りの体操」

2 ベロ回し

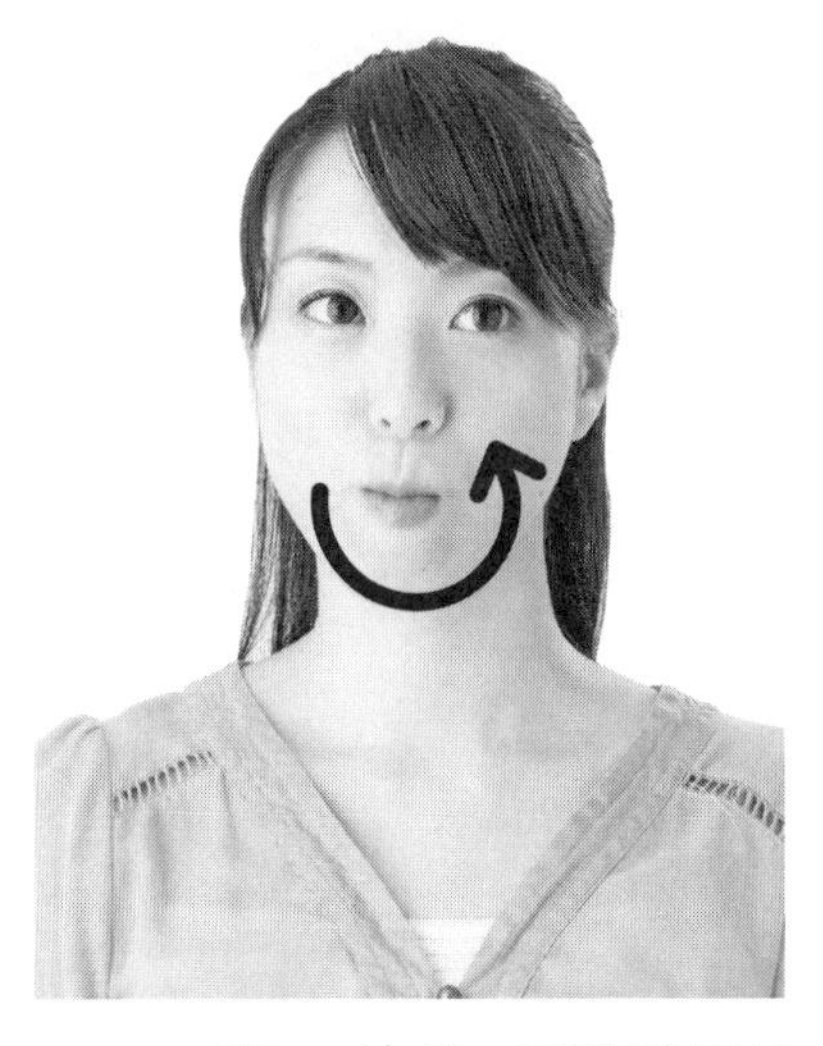

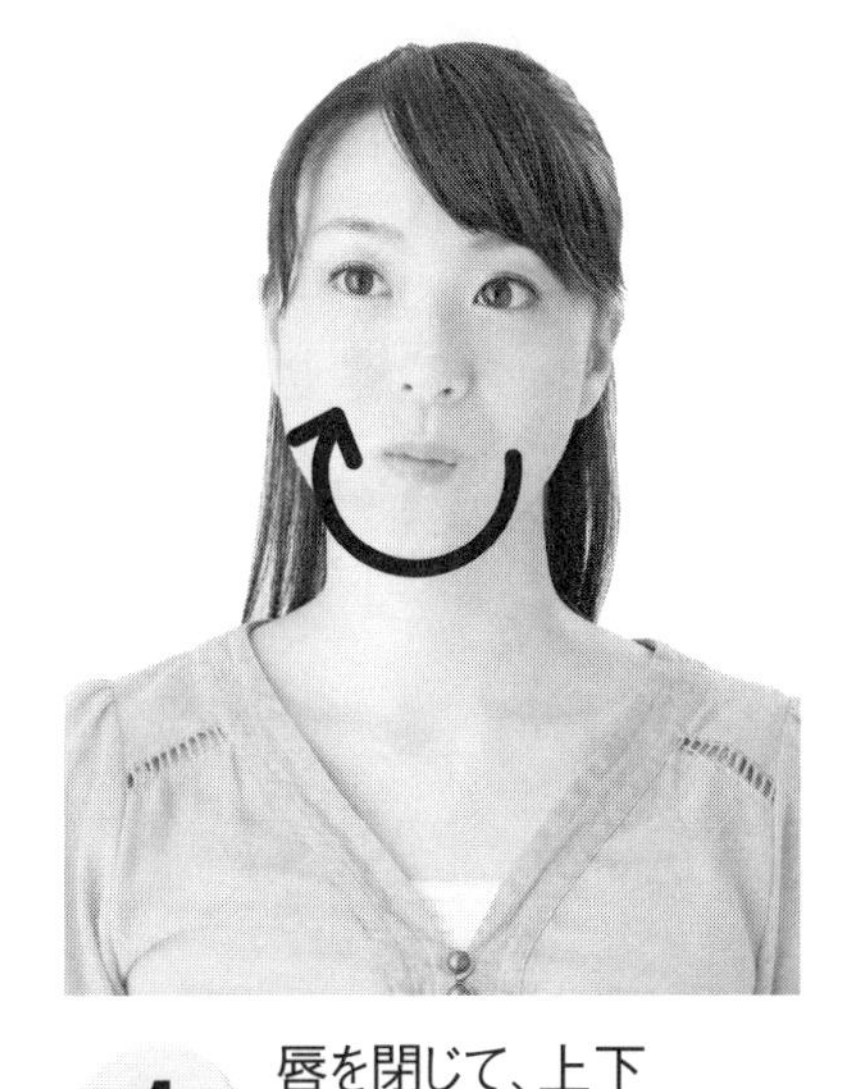

1 唇を閉じて、上下の歯の外側を歯ぐきに沿って、舌でぐるりとなぞる。最初はゆっくりと時計回りに

2 次は、反時計回りになぞる。①→②を10回ぐらい繰り返す

ポイント

舌はなるべく、大きく回し、2秒で1周するぐらいの速度で行いましょう。就寝前に行うと自律神経が整って、よく眠れます

簡単「口周りの体操」

3 あっかんべー体操

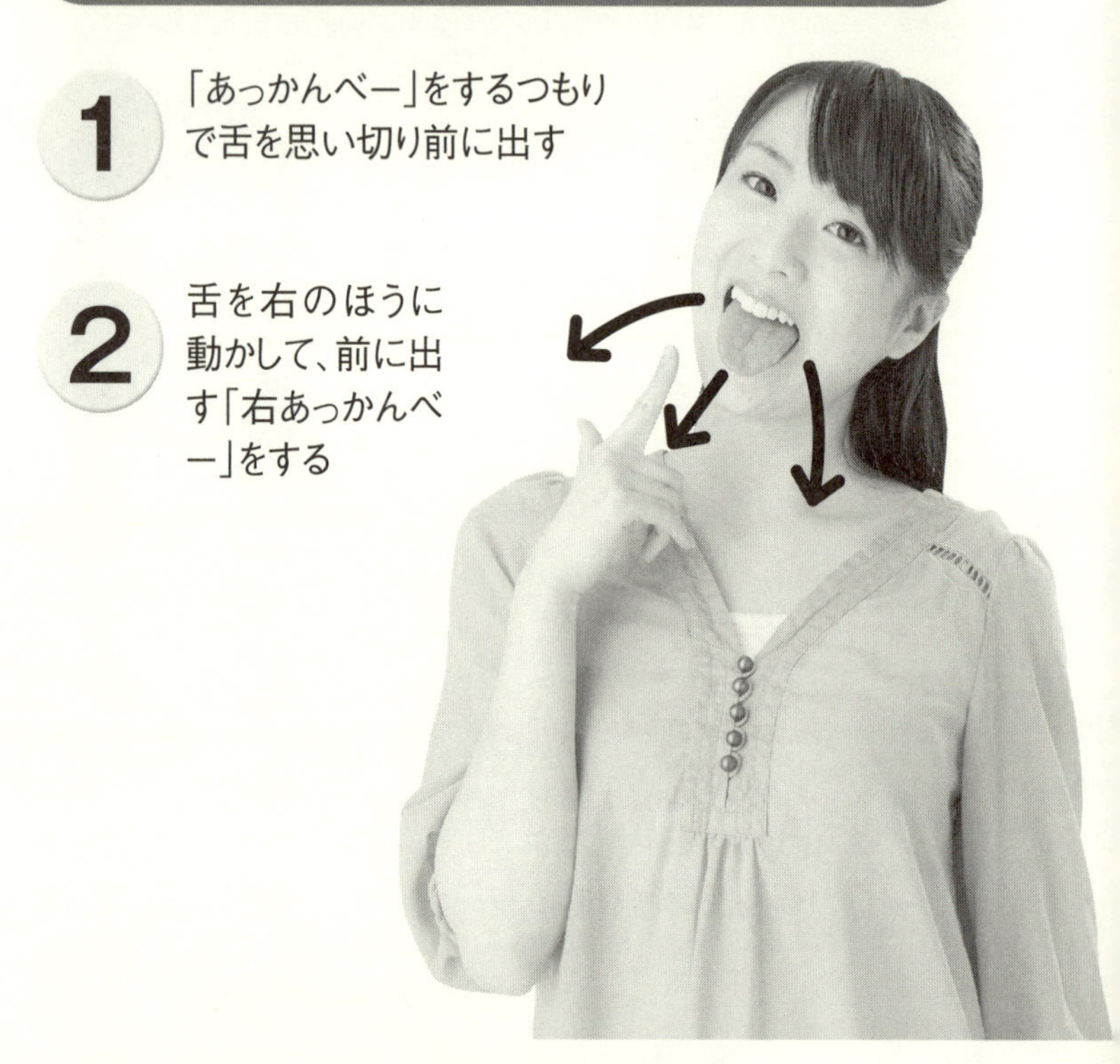

1 「あっかんべー」をするつもりで舌を思い切り前に出す

2 舌を右のほうに動かして、前に出す「右あっかんべー」をする

3 舌を左のほうに動かして、前に出し「左あっかんべー」をする。①→②を10回ぐらい繰り返す

回数はあくまで目安です。回数にこだわらずに、できることから始めましょう。継続が一番です!

病気になったら、日常生活のどこに気をつけるべきか

◇食事　～便秘対策として食物繊維を積極的にとりたい～

パーキンソン病になったからといって、特別に制限しなければいけない食べ物はありません。また「これを食べたら、症状が軽くなる」というようなパーキンソン病の患者さん向けの食事療法というものもありません。

栄養バランスさえ偏らないように気をつけていれば、食事は基本的に好きなものを好きなように食べてよいでしょう。ただ、パーキンソン病の患者さんは便秘になりやすいので、野菜、きのこ、豆類、海藻など食物繊維の多い食材を意識してとるとよいでしょう。

パーキンソン病になると、筋肉がかたく、動きにくくなることもあって、食べ物が飲み込みにくくなります。そういう場合は食材を細かく刻む、とろみをつけるなど、食べ

物を飲み込みやすい形に調理してあげるようにしましょう。

1日1回でいいので、辛いもの、温かいもの、冷たいものなどでのどに刺激を与えたりするのも、嚥下トレーニングとしてよいといわれています。

また、レボドパ製剤を飲むときに、レモンなど酸味の強いものを一緒にとると、薬の吸収が促されます。すべての人に「レモンがいい」とはいえませんが、すっぱいものが苦手でない人は試してみてもよいでしょう。食事は、L-dopa（レボドパ製剤）の効果に影響を及ぼすことがあるので、とくに効果を妨げるような食べ物は避けるか、食間や薬の効果が現れたあとなど、内服後のL-dopa（レボドパ製剤）が消化管から血液中に取り込まれたあとにとるようにしましょう（牛乳などの高タンパク食）。

◆入浴　～見守る人がいる安全な状況で入浴を～

パーキンソン病になると自律神経の働きが衰えて血流が悪くなります。そのため、手足が冷えやすくなります。入浴にはたくさんの効用があります。お風呂に入って体が温まると血液の循環がよくなって冷えが改善できる、自律神経のバランスが整う、筋肉のこわばりをやわらげられる、気持ちがリラックスする、などです。そのため、入浴そのものは、おすすめです。

しかし、パーキンソン病の患者さんは、いくつか気をつけないといけないことがあります。まず、狭いところでは足がすくみやすいので要注意。床に落ちているタオルや小物などに足を引っ掛けて転ばないよう、浴室や脱衣所の床はきちんと片づけておきましょう。安全な環境づくりに配慮してください。

浴槽に入っているときに、薬の効果が切れると動作が鈍り、足を滑らせたりする危険があります。浴槽の中で足をとられると、お湯の浮力で下半身が浮き上がり、頭からお湯につかることもあります。常に家族が目を配るなど、十分注意してください。

また、長湯は禁物です。長湯をして急に立ち上がろうとすると血圧が下がり、めまいを起こすことがあるからです。

入浴中の事故を防ぐためにも、パーキンソン病の患者さんが入浴するときは、常に家族や誰かが見守りをしている状況で行うといいでしょう。

◇仕事 ～症状の程度、仕事の内容などで総合的に判断する～

病気になると仕事を続けるかどうか、迷うところでしょう。

仕事を続けるかどうかは、パーキンソン病の症状の程度、仕事の内容、経済的な事情、患者さんの年齢など、さまざまな要素を総合的に考えて判断します。

肉体的にも精神的にも仕事が可能なのであれば、できるだけ仕事は続けたほうがよいでしょう。仕事がよい刺激になり、通勤などの日常生活そのものがリハビリになります。

すでに退職している人の場合、病気をきっかけに家に引きこもらないように気をつけましょう。毎日、買い物や散歩を日課にする、ときには旅行などを楽しむのもよいと思います。

◆趣味　～今までの趣味はできるだけ続けるといい～

パーキンソン病はじわじわと進行する病気ですから、病気が見つかったからといって、それまでの生活を大きく変える必要はありません。スポーツなどの趣味があるのなら、できるだけそれは続けましょう。

「これまで無趣味」だったのなら、パーキンソン病をきっかけに、新たに趣味を持つのもよいと思います。四季の変化を全身で感じられるウォーキング、大声を出してストレス解消ができるカラオケは、趣味としても、リハビリとしてもおすすめです。

パーキンソン病になったからといって、「してはいけない」ことは基本的にありません。着替え、食事、入浴など身の回りの動作は、さまざまな動きが組み合わさっているので、できるだけ「自分のことは自分でする」ように心がけましょう。

おわりに、今までの内容を取り入れた、すべてのパーキンソン病患者さんにオススメの参考書をお知らせします。ひとつは、起きて・座って・横になってできる体操を実際の動画を使って紹介したものです。もうひとつは、音楽療法に関するものです。どちらも順天堂大学のスタッフによって作られました。どちらもパーキンソン病患者さんを対象としたリハビリに関するものです。ご興味のある方は是非ご覧いただき、日常生活に取り入れてみてください。百年人生に向かってすべてのパーキンソン病患者さんが、いつまでもお元気で日常を謳歌されますことを願っています。

●パーキンソン病患者さんの自宅でできる体操

（制作・著作／頼高朝子、監修／服部信孝）

●パーキンソン病に効くCDブック、スムーズに歩ける！　気分も明るくなる！

（林　明人・著、マキノ出版）

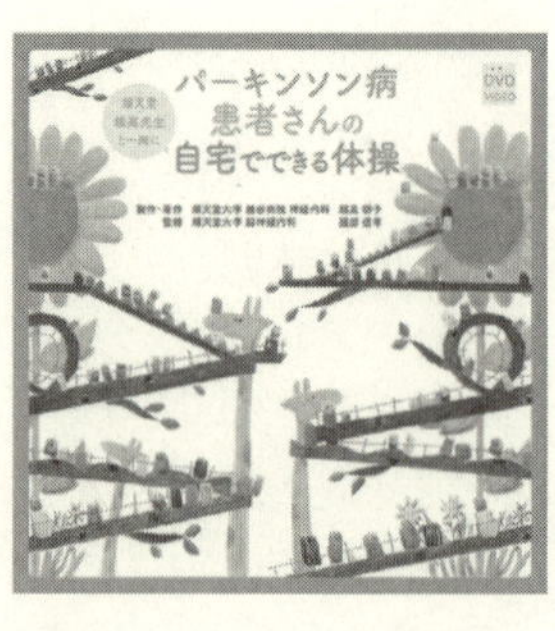

第7章

短い時間でも、満足できる診察を受けるコツ

順天堂大学
医学部脳神経内科准教授
波田野 琢

大きい病院は患者さんが多いため、どうしても一人の診察時間が短くなりがち。それは仕方のない部分もあります。短い時間であっても効率よく、自分の言いたいことを伝え、満足できる受診のコツがあります。言いたいことをうまく伝える「受診カード」付き

自分の言いたいことをうまく伝えるにはメモを

◆専門の神経内科医に診てもらうのがいい

担当医と相性がいいと、予後（病気の見通し）がいいというのは、よく聞く話ですが、パーキンソン病も例外ではありません。

というより、「パーキンソン病こそ、担当医との相性が大事」といえるでしょう。そしてアメリカのデータですが、「一般の内科医がパーキンソン病の患者さんを診たときよりも、神経内科医が診るほうが断然予後がいい」という報告があります。これは「パーキンソン病の治療には専門知識が欠かせない」ことを意味しています。

たとえば、患者さんの訴えている症状がパーキンソン病によるものなのかどうか。パーキンソン病によるものだとしたら、どのような治療で改善できるのか。その治療法に副作用があるのかなど、診察では一つずつ理詰めに考えて答えを出していく必要があり、過程のすべてに専門知識が必要となるのです。

神経内科の専門医であれば、パーキンソン病の診断と治療については十分に理解しています。また、脳深部刺激療法（DBS）を専門としている脳神経外科の先生もパーキンソン病をよく診ていると思います。

一般の人には聞きなれない名前かも知れませんが、パーキンソン病にとても関心のある医師の集まりとして、『国際パーキンソン病・運動障害疾患学会（インターナショナル・パーキンソンズ・ディジーズ・アンド・ムーブメント・ディスオーダー・ソサイティ）』というものがあります。

その日本版である『日本パーキンソン病・運動障害疾患学会（ムーブメント・ディスオーダー・ソサイティ・オブ・ジャパン、略してMDSJ）』にも熱心にパーキンソン病を研究している医師が参加しています。

これらの学会に参加している医師は、よりパーキンソン病のことを理解していると考えていいでしょう。

◆事前に症状を記録して、診察を受けるといい

パーキンソン病を治療する医師にとって、とても大事な情報となるのが、患者さん自身の声です。

「どんな症状が」

「どんなふうに」

「どんなタイミングでつらいのか」

これらをできるだけ正確に医師に伝えることが、よりよい治療を受けることにもつながります。

以前、患者さんたちに「受診していて、何が一番不満ですか？」とアンケート調査を

したことがあります。一番多かった回答が「医師が自分の話を聞いてくれない」というものでした。

言い訳めいてしまいますが、私はふだん外来で1日50〜60人ぐらいの患者さんを診察しますので、どうしても一人ひとりと向き合う時間が短くなってしまいます。この診察時間の短さが患者さんの不満につながるのだと思っていました。ところがあるとき、1人の患者さんの診察に15分かけるというカナダでも、患者さんは同じような不満を持っていると聞きました。それで「患者さんが不満を感じているのは診察の『時間』ではなく、『内容』なのだ」と気づいたのです。

そしてこの後、私は診察の方法を少し変えてみました。それはあらかじめ患者さんに日常生活で困っていること、質問したいことなどを書き出してきてもらうというもの。

たとえば「薬を飲んでから、皮膚がかゆくなった」「気持ちが沈んで、やる気が出ない」など患者さんが書いたメモを見ながら、私が「これは薬の副作用でふつうにある症状。

心配しなくていい」「これはパーキンソン病とは関係ない。病気が進行しているわけじゃありませんよ」などと答えるのです。すると、診察時間は短くても「ああ、話を聞いてもらってすっきりした」と患者さんは帰っていくのです。

みなさんも、182ページにある「受診カード」を使って、ぜひこの方法を試してみてください。きっとより充実した診察時間になると思います。

その他に、医師とのコミュニケーションをとるよい方法として、「症状日誌」があります（179ページ参照）。病院を受診する1週間ぐらい前から、一日の中でどのように薬を飲んで、その効果がどうだったかをメモするのです。そのメモを見るだけで、薬の調整がうまくできることがあります。

◆外出などのイベントが患者さんを元気にする

患者さんのご家族に、ぜひお願いしたいことがあります。それは「できるだけイベントを作ってあげて」ということです。たとえば定期的にデイケアサービスなどを利用するのは、とてもよいことだと思います。

患者さんご本人は「知らない人ばっかりのデイケアなんて行きたくない。家にいるほうがいい」といやがるかもしれません。ご家族のみなさんも患者さんのお世話を怠けているように感じられて、「病人を他人にまかせるなんて」とためらうかもしれません。でもパーキンソン病の患者さんは何かちょっとしたイベント、ふだんとは違うことをするだけで、シャキッと元気になるのです。

そして患者さんをがっかりさせるのはよくないので、怒るのは絶対にいけません。患者さんが「うれしい」「楽しい」と感じることは病気の治療にもつながります。「今日は元気に過ごせてよかったね」「転ばなくて、よかったね」など、日常生活では、患者さんをこまめにほめてあげてください。

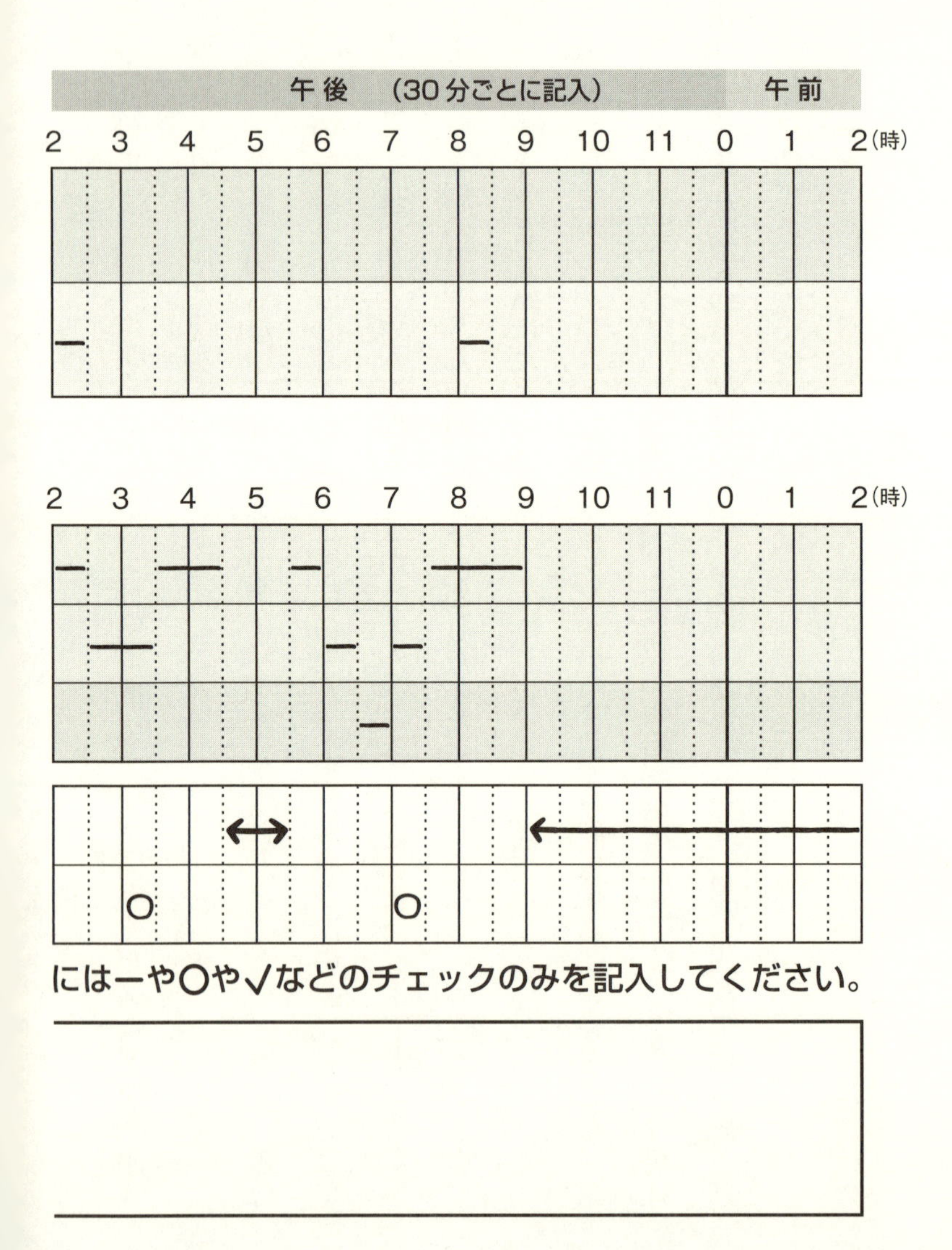

にはーや○や√などのチェックのみを記入してください。

症状日誌（記入例）

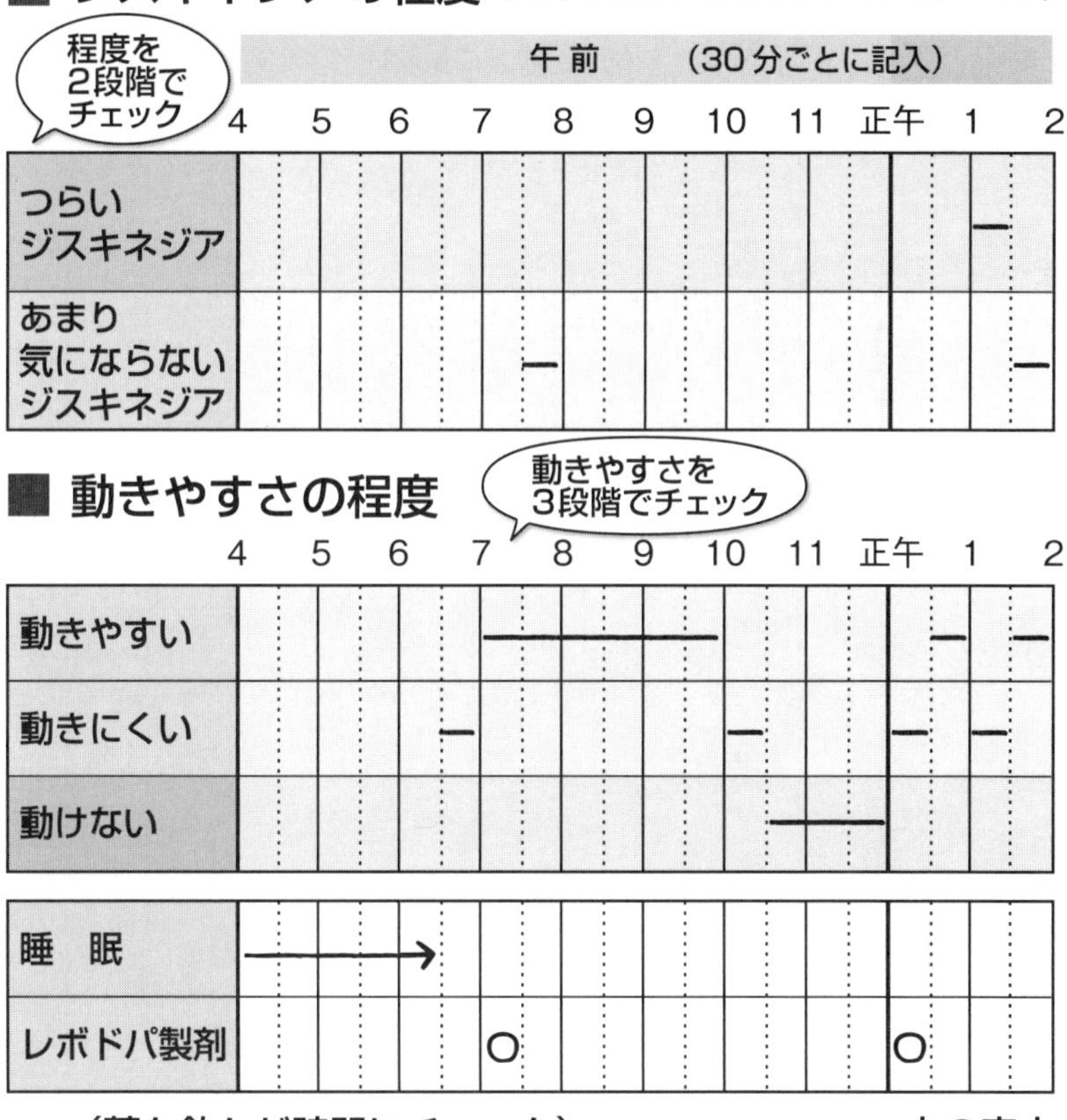

ノート（日中や夜間の出来事、何か困ったことがあれば記入を）

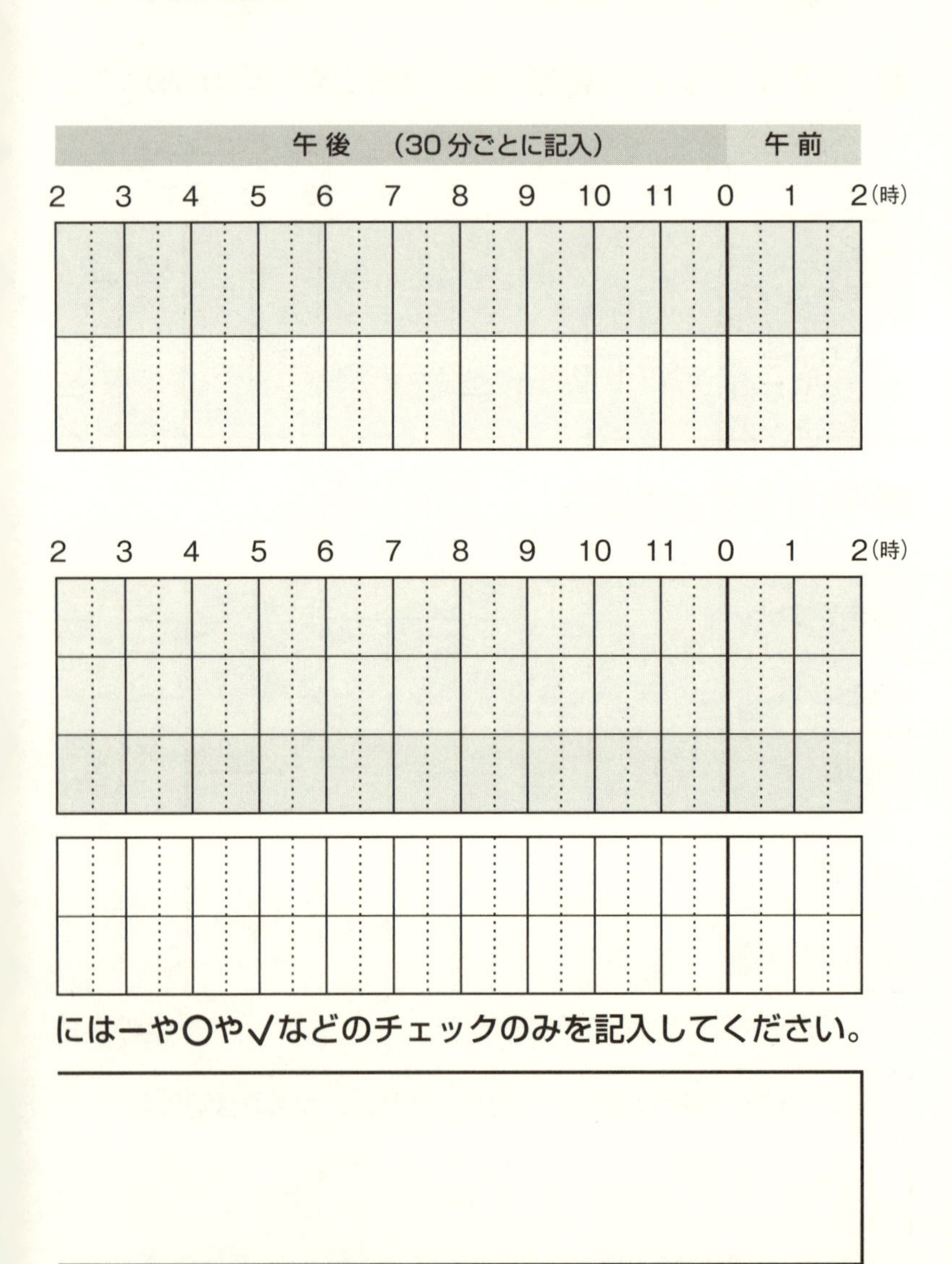

【記入した日】 20　　年　　月　　日（　　曜日）

午後　（30分ごとに記入）　午前

2　3　4　5　6　7　8　9　10　11　0　1　2（時）

2　3　4　5　6　7　8　9　10　11　0　1　2（時）

にはーや○や✓などのチェックのみを記入してください。

症状日誌

■ ジスキネジアの程度（自分の意思と関係なく体が動くこと）

午前　（30分ごとに記入）

	4	5	6	7	8	9	10	11	正午	1	2
つらい ジスキネジア											
あまり 気にならない ジスキネジア											

■ 動きやすさの程度

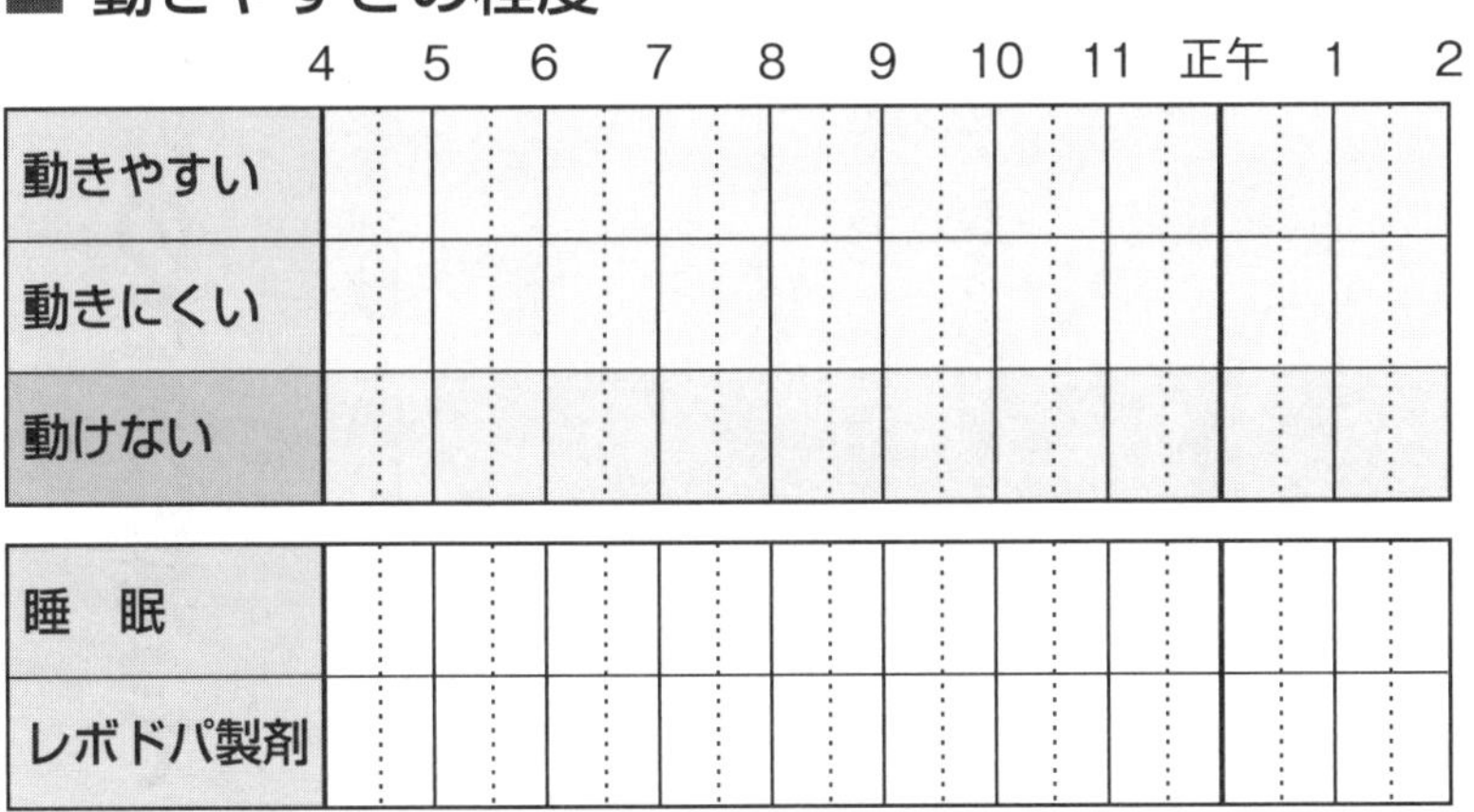

	4	5	6	7	8	9	10	11	正午	1	2
動きやすい											
動きにくい											
動けない											

睡　眠											
レボドパ製剤											

（薬を飲んだ時間にチェック）　※上の表内

ノート（日中や夜間の出来事、何か困ったことがあれば記入を）

「受診カード」を作り、診察のときに持っていこう

●事前に書き込んでおけば、医師に渡すだけでいい

次のページから、「受診カード」が3枚あります。パーキンソン病の患者さんに起こりやすい症状を載せてあります。

切り取って使ってもいいですし、コピーをして使ってもいいでしょう。このカードにあらかじめ書き込んでおくと、先生に伝えたいことが整理できます。

病院に行くときに持参して、これを見せながら説明すると、診察もスムーズに受けられます。

受診カード

※あらかじめ書き込んでおくと、先生に伝えたいことが整理できます。病院に行くときに持参して、これを見せながら説明すると、診察もスムーズに受けられます。

●日常生活で当てはまるものはすべて○で囲み、とくに困っているもの3つぐらいに★をつけましょう。

□茶碗などを持つと、ふるえが止まらない
□緊張すると、ふるえる
□肩の痛みや腰痛がつらい
□脚が曲がりにくく、歩きにくい
□ゆっくりとしか歩けない
□無愛想だとよく言われる
□話が聞き取ってもらえない
□文字を書いていると、字がどんどん小さくなっていく
□ボタンかけなどがしにくく、着替えに時間がかかる
□箸が持ちにくい
□寝がえりがしにくい
□足が前に出にくい
□前かがみの姿勢になる
□転びやすい
□便秘
□立ちくらみがある
□冷え
□むくみ
□尿失禁
□顔にばかり汗をかく
□よだれが出る
□食事のときに、むせやすい
□やる気が出ない
□記憶力が落ちた

●前回の受診のときと、気になる変化はありますか?

ある場合は、その症状が「どんなときに、どんな形で現れるのか」、具体的に書いてください。

●その他、先生に聞いておきたいことをメモしておきましょう。

キリトリセン

受診カード

※あらかじめ書き込んでおくと、先生に伝えたいことが整理できます。病院に行くときに持参して、これを見せながら説明すると、診察もスムーズに受けられます。

●日常生活で当てはまるものはすべて○で囲み、とくに困っているもの3つぐらいに★をつけましょう。

□茶碗などを持つと、ふるえが止まらない
□緊張すると、ふるえる
□肩の痛みや腰痛がつらい
□脚が曲がりにくく、歩きにくい
□ゆっくりとしか歩けない
□無愛想だとよく言われる
□話が聞き取ってもらえない
□文字を書いていると、字がどんどん小さくなっていく
□ボタンかけなどがしにくく、着替えに時間がかかる
□箸が持ちにくい
□寝がえりがしにくい
□足が前に出にくい
□前かがみの姿勢になる
□転びやすい
□便秘
□立ちくらみがある
□冷え
□むくみ
□尿失禁
□顔にばかり汗をかく
□よだれが出る
□食事のときに、むせやすい
□やる気が出ない
□記憶力が落ちた

●前回の受診のときと、気になる変化はありますか?

ある場合は、その症状が「どんなときに、どんな形で現れるのか」、具体的に書いてください。

●その他、先生に聞いておきたいことをメモしておきましょう。

キリトリセン

受診カード

※あらかじめ書き込んでおくと、先生に伝えたいことが整理できます。病院に行くときに持参して、これを見せながら説明すると、診察もスムーズに受けられます。

●日常生活で当てはまるものはすべて○で囲み、とくに困っているもの3つぐらいに★をつけましょう。

□茶碗などを持つと、ふるえが止まらない
□緊張すると、ふるえる
□肩の痛みや腰痛がつらい
□脚が曲がりにくく、歩きにくい
□ゆっくりとしか歩けない
□無愛想だとよく言われる
□話が聞き取ってもらえない
□文字を書いていると、字がどんどん小さくなっていく
□ボタンかけなどがしにくく、着替えに時間がかかる
□箸が持ちにくい
□寝がえりがしにくい
□足が前に出にくい
□前かがみの姿勢になる
□転びやすい
□便秘
□立ちくらみがある
□冷え
□むくみ
□尿失禁
□顔にばかり汗をかく
□よだれが出る
□食事のときに、むせやすい
□やる気が出ない
□記憶力が落ちた

●前回の受診のときと、気になる変化はありますか?

ある場合は、その症状が「どんなときに、どんな形で現れるのか」、具体的に書いてください。

●その他、先生に聞いておきたいことをメモしておきましょう。

キリトリセン

順天堂大学医学部附属病院リスト

順天堂大学医学部には6カ所の附属病院があります

順天堂大学医学部の附属病院は、東京都内を中心に、静岡県、千葉県、埼玉県などに6カ所あります。脳神経内科、または神経内科の受診を希望する人のため、病院名、所在地などのリストを紹介します。

（2018年12月編集部調べ）

1、初めて外来を受診される人は、紹介状（診療情報提供書）を持参のうえで、代表の電話を通じて外来受付に予約をしてください（順天堂医院での服部信孝先生の外来は、完全予約制）。

2、紹介状を持っていない場合は、各病院の定める初診時選定療養費（病院によって定める金額は異なる）を負担することになります。予約方法も含め、くわしくは各病院にお問い合わせください。また、病院のHPでも情報を得ることができます。

❶順天堂医院（特定機能病院）

●病院名／順天堂大学医学部附属順天堂医院

●所在地／〒113-8431東京都文京区本郷3丁目1番3号

●電話番号／03-3813-3111（代表）

●ホームページ／http://www.juntendo.ac.jp/hospital/

❷静岡病院

●病院名／順天堂大学医学部附属静岡病院

●所在地／〒410-2295 静岡県伊豆の国市長岡1129番地

●電話番号／055-948-3111（代表）

●ホームページ／http://www.hosp-shizuoka.juntendo.ac.jp/

❸浦安病院

●病院名／順天堂大学医学部附属浦安病院
●所在地／〒279-0021 千葉県浦安市富岡2丁目1番1号
●電話番号／047-353-3111（代表）
●ホームページ／http://www.hosp-urayasu.juntendo.ac.jp/

❹順天堂越谷病院

●病院名／順天堂大学医学部附属順天堂越谷病院
●所在地／〒343-0032 埼玉県越谷市袋山560番地
●電話番号／048-975-0321（代表）
●ホームページ／http://www.juntendo-koshigaya.jp/

❺順天堂東京江東高齢者医療センター

●病院名／順天堂大学医学部附属
順天堂東京江東高齢者医療センター
●所在地／〒136-0075 東京都江東区新砂3丁目3番20号
●電話番号／03-5632-3111（代表）
●ホームページ／http://www.juntendo.gmc.ac.jp/

❻練馬病院

●病院名／順天堂大学医学部附属練馬病院
●所在地／〒177-8521 東京都練馬区高野台3丁目1番10号
●電話番号／03-5923-3111（代表）
●ホームページ／http://www.juntendo-nerima.jp/

先生方のプロフィール

※原稿掲載順に紹介

順天堂大学医学部脳神経内科教授

服部信孝（はっとりのぶたか）

1985年、順天堂大学医学部卒業。同大学院修了。医学博士。2006年より現職。パーキンソン病研究において、1996年〜2006年における論文引用回数は世界第7位にランキングされる（引用回数はその論文の重要性を表す）など、世界的にもパーキンソン病研究の第一人者として高い評価を得ている。専門は、パーキンソン病、神経疾患全般

順天堂大学医学部脳神経内科准教授

波田野 琢（はたの たく）

1999年、順天堂大学医学部卒業。同年4月、順天堂大学脳神経内科入局。2007年、同大大学院卒業。助教授、外来医長、病棟医長を経て、11年より現職。10年、世界運動障害疾患学会（ブエノスアイレス）ビデオ症例検討会（Video Olympic）銀賞。日本神経学会認定専門医、日本内科学会認定総合内科専門医。専門はパーキンソン病、神経内科全般

順天堂大学大学院 医学研究科 運動障害疾患
病態研究・治療講座先任准教授・脳神経外科准教授

梅村(うめむら) 淳(あつし)

1986年、名古屋市立大学医学部卒業。ロンドン大学神経学研究所に留学。95年、社会保険浜松病院脳神経外科医長などを経て、ペンシルベニア大学機能的脳神経外科臨床フェロー。2009年、名古屋市立大学大学院医学研究科脳神経外科准教授、12年より現職。DBSの第一人者として知られる。医学博士

順天堂大学医学部附属順天堂越谷病院脳神経内科先任准教授

頼高朝子(よりたかあさこ)

1987年、福島県立医科大学医学部卒業。大田病院で臨床研修医。90年、順天堂大学医学部脳神経内科入局。2005年、順天堂大学医学部脳神経内科講師、07年准教授、11年より現職。医学博士、日本神経学会認定専門医、日本内科学会認定専門医、日本医師会認定産業認定医。専門は神経内科一般、パーキンソン病

順天堂大学医学部リハビリテーション科准教授

羽鳥浩三(はとりこうぞう)

1987年、順天堂大学医学部卒業。同神経内科入局。同大大学院、ブリティッシュコロンビア大学神経内科などを経て、2008年より順天堂大学リハビリテーション科(現職)。日本神経学会認定専門医・指導医、日本内科学会認定医、日本リハビリテーション医学会認定専門医。順天堂大学医学部附属順天堂医院では、リハビリテーション科の外来で診察を行う

索引

★本書は、2014年刊『順天堂大学が教えるパーキンソン病の自宅療法』の改訂新版です。

staff
装丁●鳥居 満
本文デザイン●高橋秀哉、高橋芳枝
本文イラスト●岩部明美（あけたろう事務所）
校正●鈴木富雄
編集担当●長岡春夫（主婦の友社）

最新版　順天堂大学が教えるパーキンソン病の自宅療法

2019年１月31日　第１刷発行
2025年１月10日　第７刷発行

著　者　服部信孝
　　　　順天堂大学医学部脳神経内科
発行者　大宮敏靖
発行所　株式会社主婦の友社
　　　　〒141-0021　東京都品川区上大崎3-1-1　目黒セントラルスクエア
　　　　電話　03-5280-7537（内容・不良品等のお問い合わせ）
　　　　　　　049-259-1236（販売）
印刷所　大日本印刷株式会社

ISBN978-4-07-434260-0

■本のご注文は、お近くの書店または主婦の友社コールセンター（電話0120-916-892）まで。
*お問い合わせ受付時間　月〜金（祝日を除く）　10:00〜16:00
*個人のお客さまからのよくある質問のご案内　https://shufunotomo.co.jp/faq/